LIAN GONG SHI BA FA

(Lian Gong em 18 Terapias)

Zhuang Yuan Ming

LIAN GONG SHI BA FA

(Lian Gong em 18 Terapias)

GINÁSTICA TERAPÊUTICA E PREVENTIVA

Tradução
INTY MENDOZA

Revisão Técnica
MARIA LUCIA LEE

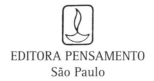

EDITORA PENSAMENTO
São Paulo

Título original: *Lian Gong Qian Shi Ba Fa.*

Copyright © 2000 Dr. Zhuang Yuan Ming e Zhuang Jian Shen.

Todos os direitos reservados. Nenhuma parte deste livro pode ser reproduzida ou usada de qualquer forma ou por qualquer meio, eletrônico ou mecânico, inclusive fotocópias, gravações ou sistema de armazenamento em banco de dados, sem permissão por escrito, exceto nos casos de trechos curtos citados em resenhas críticas ou artigos de revistas.

O primeiro número à esquerda indica a edição, ou reedição, desta obra. A primeira dezena à direita indica o ano em que esta edição, ou reedição foi publicada.

Edição	Ano
6-7-8-9-10-11-12-13-14	11-12-13-14-15-16-17

Direitos de tradução para a língua portuguesa
adquiridos com exclusividade pela
EDITORA PENSAMENTO-CULTRIX LTDA.
Rua Dr. Mário Vicente, 368 – 04270-000 – São Paulo, SP
Fone: (11) 2066-9000 – Fax: (11) 2066-9008
E-mail: atendimento@pensamento-cultrix.com.br
http://www.pensamento-cultrix.com.br
que se reserva a propriedade literária desta tradução.
Foi feito o depósito legal.

Apresentação

O *Lian Gong Shi Ba Fa* (Lian Gong em 18 Terapias) *Ginástica Terapêutica e Preventiva*, desde que começou a ser divulgado em 1975 até hoje, tem mostrado excelentes resultados no tratamento de síndromes doloridas no pescoço, nos ombros, na região lombar e nas pernas. Nesta nova edição[1], este livro apresenta um grande aperfeiçoamento do trabalho realizado na primeira edição. Além de ter fotos recentes do Dr. Zhuang Yuan Ming, criador dessa ginástica, demonstrando cada movimento, este livro também oferece uma explicação detalhada antes de cada série e de cada movimento. Essa abordagem tem como intuito oferecer o conhecimento teórico necessário relacionado com a prevenção e tratamento das doenças mais comuns, mostrando a ação do Lian Gong em 18 terapias em um paralelo com a aplicação clínica das diversas manobras terapêuticas em que a ginástica se inspirou, unindo o caráter científico e prático dessa ginástica terapêutica. Em relação a cada movimento, esta edição traz figuras e fotos detalhadas da ação terapêutica e dos movimentos, permitindo ao praticante ter clareza e domínio dos princípios terapêuticos para a realização de uma prática mais efetiva e alcançar melhores resultados na prevenção ou no tratamento de doenças. Esta é uma obra de valor para os pacientes com problemas no pescoço, nos ombros, na região lombar, nas pernas, nas articulações, nos tendões e para disfunções dos órgãos internos; e também para os muitos aficcionados pelo Lian Gong em 18 terapias ao redor do mundo e para todos aqueles que trabalham com orientação ou terapia nas áreas da saúde e da educação física.

---

1. A 1ª edição deste livro editada na China é anterior a 1987 e não foi publicada no Brasil. Esta 2ª edição, totalmente revista, foi editada em 1997 na China e em 2001 no Brasil.

新
Xin

版
Ban

的
De

话
Hua

Prefácio à nova edição chinesa

A tão esperada nova edição do livro *Lian Gong Shi Ba Fa* (*Lian Gong em 18 Terapias*) finalmente chega às mãos de todos.

O Lian Gong em 18 terapias é uma ginástica terapêutica que foi criada para tratar e prevenir síndromes doloridas no pescoço, nos ombros, na região lombar e nas pernas, bem como outros tipos de doenças crônicas, e que une o conhecimento médico ao movimento físico. Desde sua criação até hoje, o Lian Gong em 18 terapias já trilhou um caminho de vinte anos de história. Por ser de fácil aprendizado e execução, e principalmente por apresentar excelentes resultados para a saúde, tem sido muito bem recebido por pessoas que visam ao tratamento de suas enfermidades ou pessoas preocupadas com a manutenção da boa saúde. Sua divulgação cruzou os mares, chegando a outros países e conquistando um grande número de adeptos.

Tudo no mundo está em constante desenvolvimento. Não poderia ser diferente com o Lian Gong em 18 terapias. Através do acúmulo gradual de experiência nos vários anos de prática e ensino desta ginástica, surgiram muitas novas descobertas; ao lado dos excelentes resultados no tratamento e prevenção de doenças em um número cada vez maior de praticantes, criaram-se as condições necessárias para um verdadeiro salto qualitativo no processo de desenvolvimento do Lian Gong em 18 terapias. Todos nós esperamos poder realizar esse salto nos momentos em que ele se faz necessário. Essa idéia já era percebida pelos praticantes do Lian Gong, que esperavam que o Lian Gong pudesse também atingir um nível mais elevado. Isso fez com que esta nova edição ampliada e revista do livro *Lian Gong Shi Ba Fa* (*Lian Gong em 18 Terapias*) começasse a ser preparada. (Há cinco anos, foi publicado o livro *IQI GONG - Continuação do Lian Gong em 18 Terapias*, mais voltado à prevenção e tratamento de bronquite crônica e debilidade pulmonar e cardíaca em pacientes da terceira idade.)

O objetivo desta nova edição é realçar as qualidades do trabalho realizado na primeira edição, completar seus pontos falhos e esclarecer os aspectos que não foram devidamente desenvolvidos, melhorando ainda mais os já conhecidos efeitos terapêuticos e preventivos do Lian Gong em 18 terapias. Tivemos a preocupação de realçar as características de fácil entendimento, aprendizado e execução dos movimentos, procurando o aperfeiçoamento das explicações teóricas e descrições dos movimentos, um melhor projeto gráfico, uma reorganização do material de forma a ordená-lo visando uma estrutura mais nítida, lançando mão de textos, ilustrações e de fotos com a demonstração dos movimentos, visando sempre o melhor entendimento dos princípios da prática por parte do leitor. Esta nova edição, além de trazer todos esses acréscimos necessários, também procura mostrar, da maneira mais fiel possível, as características primordiais do Lian Gong em 18 terapias. A maior prova disso é que a maioria das fotos ilustrativas apresenta o Dr. Zhuang Yuan Ming realizando pessoalmente os movimentos, com todas as adaptações mais recentes. Os textos que introduzem cada série trazem um melhor embasamento teórico, relacionando cada movimento com a prevenção e tratamento de doenças, com base em experiências clínicas, unindo com isso o caráter teórico e prático destes exercícios terapêuticos. A nova edição também traz ilustrações mostrando a ação terapêutica de maneira bem mais objetiva, para que os praticantes possam executar os movimentos com consciência dos efeitos terapêuticos localizados e dos princípios clínicos que estão por trás de cada um deles, compreendendo não só *como* fazer, mas principalmente *por que* fazer, ganhando assim cada vez mais confiança.

Outra grande contribuição desta edição é que as fotos das características de cada movimento e de cada série mostram o instrutor-chefe da Associação de Lian Gong em 18 Terapias de Shangai, o Sr. Zhuang Jian Shen. Essas informações não devem ser menosprezadas, pois representam a conclusão de vários anos de prática clínica, treinamento, ensino e divulgação do Lian Gong em 18 terapias realizados pelo Dr. Zhuang Yuan Ming e pelo Sr. Zhuang Jian Shen.

É provável que o leitor já tenha feito um tratamento de Tui-ná[1] com dois médicos diferentes, que lançam mão das mesmas manobras na mesma região do corpo – porém, com resultados completamente diferentes. Por que isso acontece? Além da experiência de cada médico, qual seria o

---

1. Tui-ná quer dizer, literalmente, "empurrar e pegar", e consiste em manobras de massagem que, aliadas à acupuntura e à fitoterapia, são aplicações clínicas da Medicina Tradicional Chinesa. (N.T.)

outro fator que interfere no resultado de uma terapia? Também na prática do Lian Gong em 18 terapias, estender os braços, levantar a perna, girar a cintura ou flexionar o tronco são sempre os mesmos movimentos; mas por que apresentam efeitos melhores ou piores em diferentes praticantes? O principal motivo estaria na falta de compreensão dos requisitos da prática, quando não se aplica a força localizada necessária ou quando o movimento não tem a amplitude necessária. Às vezes, a pessoa apenas repete os movimentos sem ter a devida compreensão do seu conteúdo e, portanto, não consegue colher os frutos ideais da prática. Por esse motivo, nesta nova edição do *Lian Gong Shi Ba Fa* (*Lian Gong em 18 Terapias*) tivemos a preocupação de acrescentar fotos das características de cada movimento, tornando clara a sua essência – trata-se de uma contribuição inestimável para qualquer praticante.

O Sr. Zhuang Jian Shen, filho único do Dr. Zhuang Yuan Ming, é farmacologista e desde pequeno acompanha o pai nas práticas de artes marciais. Nesse longo contato, desenvolveu uma compreensão profunda e precisa dos movimentos do Lian Gong em 18 terapias. A oportunidade de praticar com o pai aprofundou ainda mais seu aprendizado. Recentemente, foi escolhido para assumir o cargo de instrutor-chefe da Associação de Lian Gong ·de Shangai, e com isso entrou em contato com um grande número de praticantes e instrutores de Lian Gong em toda a China. Acompanhou o Dr. Zhuang Yuan Ming em várias viagens para países como o Japão, a Indonésia e Hong Kong, entre outros, para divulgar e ensinar o Lian Gong em 18 terapias, tornando-se um assessor indispensável para o Dr. Zhuang. O Sr. Zhuang Jian Shen dedica-se ao estudo e aprendizado com afinco, sempre buscando o conhecimento científico em seus novos avanços e descobertas. Sua experiência de ensino e prática do Lian Gong e seu contato direto com o conhecimento das técnicas e princípios da Medicina Tradicional Chinesa e do Tui-ná, por intermédio do Dr. Zhuang, fizeram dele uma figura de vital importância, para o desenvolvimento e evolução do Lian Gong em 18 terapias. Desse modo, ele é visto como o sucessor natural do Dr. Zhuang por todos os praticantes do Lian Gong, e a presente obra é o resultado do trabalho conjunto de pai e filho.

Acreditamos verdadeiramente que o trabalho aqui realizado, desde o projeto gráfico aos acréscimos de conteúdo e objetividade dos textos e fotos, reflete a essência do Lian Gong em 18 terapias e, portanto, será bem recebido pelos que procuram tratamento de suas enfermidades e pelos praticantes e profissionais da área de saúde e artes corporais. Esta edição atende à necessidade de um desenvolvimento do Lian Gong tanto na China como no exterior. Esperamos que ela possa cumprir bem essa função.

前
Qian

言
Yan

Introdução

O Lian Gong em 18 terapias (ginástica terapêutica e preventiva), desde que começou a ser divulgado em 1975, e por ter ação específica e embasamento científico, vem demonstrando excelentes resultados no tratamento de síndromes doloridas e doenças no pescoço, nos ombros, na região lombar e nas pernas. Por ser de fácil aprendizado e de simples execução, ganha cada dia um número cada vez maior de praticantes.

Atualmente, o Lian Gong em 18 terapias é considerado pelo Conselho Nacional e pelo Conselho de Práticas Corporais de Shangai como uma das técnicas que mais bem representam a cultura milenar chinesa na área de práticas corporais dentro e fora da China. Nos últimos vinte anos, a divulgação do Lian Gong não se restringiu ao território chinês; espalhou-se pelos quatro cantos do mundo: Japão, Estados Unidos, Inglaterra, França, Alemanha, Canadá, Austrália, Brasil, Argentina, Indonésia, Malásia, Cingapura, Tailândia, Coréia, Hong Kong e outros países onde se formaram associações e grupos dedicados ao ensino e à prática do Lian Gong. No Japão e na Indonésia, por exemplo, recebeu apoio governamental por parte das Secretarias de Esportes locais, tornando-se uma prática comum entre a população. O "Intercâmbio Internacional de Lian Gong em Shangai" vem sendo realizado desde 1989, chegando hoje à sua sexta edição com sucesso crescente. A primeira edição do livro *Lian Gong Shi Ba Fa* (*Lian Gong em 18 Terapias*) foi traduzida para vários idiomas, tendo vendido mais de quatro milhões de exemplares em todo o mundo. Na área das práticas corporais, é uma das obras mais vendidas dentro e fora da China.

Com o passar dos anos, devido ao aumento significativo do número de praticantes do Lian Gong, a própria demanda gerou uma evolução qualitativa. O contato entre os praticantes das várias partes do mundo também fez crescer suas expectativas de aprendizado. Portanto, a primeira edição do livro *Lian Gong Shi Ba Fa* (*Lian Gong em 18 Terapias*), feita há mais de vinte anos, não atendia mais às necessidades da nova situação, que pedia mais informações e orientação. Surgia então a necessidade de uma nova edição ampliada, que sintetizasse as duas décadas de ensino, divulgação, aplicação clínica e terapêutica e experiência dos adeptos do Lian Gong em 18 terapias. Uma edição que refletisse a essência dessa prática no seu caráter científico, terapêutico e preventivo, unindo medicina e exercício em movimentos harmoniosos com embasamento nas tradições milenares chinesas. Iniciou-se, assim, a organização e redação do material para esta nova edição.

Depois de três anos de trabalho intenso, o livro mostra sua nova face para seus muitos leitores. Comparada à edição anterior, esta traz um conteúdo revisto, mais abrangente e específico, sendo a um só tempo científico, sistemático, completo e prático. Este livro certamente será um excelente companheiro para os que buscam terapia para suas enfermidades através dos exercícios físicos e para todos os adeptos do Lian Gong em 18 terapias ao redor do mundo. A nova edição do *Lian Gong Shi Ba Fa* (*Lian Gong em 18 Terapias*) visa elevar a qualidade de vida e de saúde de todos e contribuir com mais material para aqueles que trabalham com ginásticas terapêuticas.

Esperamos que o Lian Gong em 18 terapias possa difundir-se pelo mundo inteiro e, com isso, trazer mais saúde e longevidade para todos os seres humanos!

Mu

Lu

Sumário

Apresentação 5
Prefácio à nova edição chinesa 6
Introdução 9

Capítulo 1:
    Como surgem as síndromes doloridas no pescoço, nos ombros, nas costas, na região lombar, nos glúteos, nas pernas e nas articulações dos membros? 13

Capítulo 2:
    Origem e desenvolvimento do Lian Gong em 18 terapias 16
    • Transformação das manobras do Tui-ná em exercícios de autoterapia 21
    • Coletânea de fotos dos intercâmbios e da prática de Lian Gong em 18 terapias na China e no mundo 23
    • Certificados dos prêmios recebidos pelo Dr. Zhuang 25

Capítulo 3:
    Características do Lian Gong em 18 terapias e sua função terapêutica e preventiva 26

Capítulo 4:
    Observações para a prática do Lian Gong em 18 terapias 32

Capítulo 5:

Padrões básicos de separação dos pés no
Lian Gong... 37

Capítulo 6:

Padrões básicos de postura das mãos... 39

Capítulo 7:

Padrões básicos de postura das pernas.. 41

Capítulo 8:

Lian Gong em 18 terapias (ginástica
preventiva e terapêutica)... 43
- Os Princípios da prática em 11 frases.. 44
- 1ª **parte** (exercícios para o tratamento e prevenção de enfermidades no
  pescoço, nos ombros, na região lombar, nos glúteos e nas pernas).................. 45

1ª **série**: Exercícios para prevenção e tratamento de dores no pescoço e nos ombros
(exercícios 1~6)... 45

2ª **série**: Exercícios para prevenção e tratamento
de dores nas costas (exercícios 7~12).. 61

3ª **série**: Exercícios para prevenção e tratamento
de dores nos glúteos e nas pernas
(exercícios 13~18).. 77

- 2ª **parte** (exercícios para prevenção e tratamento de articulações doloridas das
  extremidades, tenossinovites, cotovelo de tenista e desordens funcionais
  dos órgãos internos)... 93

1ª **série**: Exercícios para prevenção e tratamento de articulações doloridas das
extremidades (exercícios 1~6)... 93

2ª **série**: Exercícios para prevenção e tratamento de tenossinovites (exercícios 7~12)...... 109

3ª **série**: Exercícios para prevenção e tratamento de desordens funcionais dos órgãos
internos (exercícios 13~18)... 125

Apêndice: Experiência clínica e observações iniciais de pesquisas com o uso preventivo e
terapêutico do Lian Gong em 18 terapias 142

第

Di

一

Yi

部

Bu

分

Fen

Capítulo 1

Como surgem as síndromes doloridas no pescoço, nos ombros, nas costas, na região lombar, nos glúteos, nas pernas e nas articulações dos membros?

As síndromes doloridas no pescoço, ombros, região lombar, pernas e articulações das extremidades são mais conhecidas como "lesão por esforço repetitivo" (LER), uma doença crônica que ataca principalmente pessoas com mais de 40 anos. Apesar de não ser uma doença fatal, suas crises vêm e vão com dores muito agudas, limitando os movimentos da pessoa e causando-lhe mal-estar, debilitando-a física e psicologicamente; cria-se um ciclo vicioso, porque essa doença afeta o trabalho, o aprendizado e a vida particular da pessoa.

Há muitas causas para as dores no pescoço, ombros, região lombar, pernas e articulações das extremidades, mas duas delas são as principais: a primeira seria o próprio processo degenerativo do corpo com o avanço da idade, acrescido de pressão e desgaste nas vértebras cervicais e lombares e nas articulações das extremidades, causados pelo ato de carregar peso ou por esforço excessivo. Além disso, na meia-idade pode ter início um processo de osteopenia, cistos ósseos e protusão de massa das articulações invertebrais da coluna que pressionam as raízes nervosas, geran-

13

do dores cervicais, dorsais, lombares, nas articulações e ciática. A segunda causa é a lesão dos tecidos moles e os efeitos nocivos do vento frio e da umidade,[1] que causam espasmos, aderência, atrofia e contratura dos tecidos moles, gerando dores no pescoço, nos ombros, na região lombar, nas pernas e nas articulações das extremidades, como tenossinovite e "cotovelo de tenista". Além dessas causas, as dores nessas regiões podem ser conseqüência de choques e traumas externos ou de lesões agudas que não foram devidamente tratadas; temos também o caso do paciente que abandona o tratamento e volta às suas atividades normais depois de um choque ou lesão, gerando assim um quadro crônico.

O Dr. Zhuang baseou-se em sua longa experiência clínica no tratamento de dores no pescoço, nos ombros, na região lombar e nas articulações das extremidades para fazer uma análise mais profunda, e chegou à conclusão de que essas dores são causadas principalmente por lesões e desgaste dos tecidos moles. Essas lesões geram as seguintes alterações patológicas: contratura e ruptura da fibra muscular, formando nódulos ou aderência dos músculos, bainhas e tendões, provocando a dor e impedindo os movimentos. As lesões dos tecidos moles são provenientes da execução de movimentos repetitivos a longo prazo, de esforço excessivo ou da permanência por tempo prolongado numa mesma posição no trabalho, fazendo com que os músculos fiquem por muito tempo em estado de tensão ou desgaste contínuo. Quando essa situação é rotineira e prolongada, os efeitos surgirão em pessoas como funcionários de escritório, técnicos, bancários, contadores, operadores de computador, professores, repórteres etc., que trabalham com a cabeça abaixada, escrevendo debruçados sobre a mesa, ou então aqueles que permanecem muito tempo sentados ou de pé, forçando os músculos a permanecer muito tempo na mesma posição. Quando isso acontece, o corpo reage colocando os músculos num estado de tensão preventiva (esse estado é uma reação preventiva do organismo para reduzir os movimentos, o desgaste das articulações e o estímulo da região lesionada para diminuir a sensação de dor) que reduz ainda mais os movimentos e a possibilidade de uma melhor recuperação da musculatura pelo descanso ou relaxamento. Com o tempo, essa tensão acaba por se transformar em contratura muscular, causando assim a lesão dos músculos do pescoço, ombros e região lombar. Os operários de fábricas e agricultores, que estão sempre se abaixando e levantando ou carregando objetos pesados em seu trabalho, podem facilmente desenvolver lesões crônicas da região lombar. As donas de casa, os músicos e as pessoas que trabalham com máquinas de calcular, sempre realizando movimentos repetitivos com os dedos, as mãos, os pulsos e os cotovelos, a longo prazo desenvolvem lesões nos tecidos moles dessas regiões, fazendo surgir a tenossinovite e o "cotovelo de tenista". Além disso, essas doenças têm uma estreita ligação

---

1. A Medicina Tradicional Chinesa considera a ação do vento frio e da umidade como agentes causadores de doenças. (N.T.)

com o clima e com as condições do ambiente; é o caso dos empregados de frigoríficos, pescadores, marinheiros ou pessoas que trabalham em ambientes com ar condicionado. O fato de estarem expostos ao frio e à umidade pode agravar ainda mais o quadro de dores no pescoço, nos ombros, na região lombar e nas articulações das extremidades. Não é por acaso que são nesses ambientes de trabalho que encontramos a maior incidência de casos desses tipos de síndromes dolorosas. Outro fator é o vento. Portanto, as pessoas que têm o hábito de permanecer muito tempo sob o ar direto do ventilador, principalmente as partes tensas e lesionadas, terão um agravamento do quadro de dor. Não são poucas as pessoas com grande sensibilidade às mudanças climáticas, prevendo-as através das suas "dores meteorológicas". Vemos assim que o clima tem relação estreita com as dores no pescoço, nos ombros, na região lombar, nas pernas e nas articulações das extremidades.

De acordo com o levantamento realizado pelo Dr. Zhuang em suas décadas de experiência no atendimento clínico, os casos de dores e problemas de diferentes níveis no pescoço, nos ombros, na região lombar, nas pernas e nas extremidades atingem 80% dos casos que chegam às clínicas e hospitais. Não mente o ditado: "Nove entre dez pessoas têm dor nas costas." Com isso, percebemos o nível de incidência dessas enfermidades. A maioria das pessoas que desenvolve algum problema desse tipo acaba ficando ainda mais tensa e nervosa, achando que contraiu alguma doença grave e de difícil tratamento, o que agrava o quadro psicológico. Mas, na verdade, basta você compreender as causas de sua doença e atuar sobre elas de forma terapêutica e preventiva, acompanhando o tratamento com o aprendizado e treinamento de exercícios terapêuticos como o Lian Gong em 18 terapias: você fortalecerá sua constituição física e, corrigindo a postura no trabalho e evitando o esforço excessivo, adotará uma atitude mais participativa e realizará um tratamento eficaz.

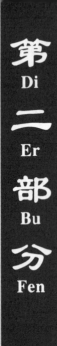

Capítulo 2

Origem e desenvolvimento do Lian Gong em 18 terapias

As dores nos ombros, no pescoço, na região lombar, nas pernas e nas articulações das extremidades são síndromes comuns e crônicas. Na década de 1970, o serviço de saúde fez uma pesquisa e constatou que a incidência dessas síndromes chegava a 60% nos operários de fábricas, a 41% nos trabalhadores rurais e a 70% no pessoal de laboratórios e técnicos. O que mais preocupa em dados como esses é principalmente o fato de que a medicina moderna não oferece nenhum tratamento realmente eficiente para essas enfermidades. Portanto, essas pessoas acabavam procurando a acupuntura, Tui-ná e tratamento fitoterápico[1], e encontravam alívio passageiro para suas dores e desconforto. A raiz dessas síndromes é difícil de ser tratada, as crises reaparecem com muita facilidade e, desse modo, o número de pessoas que sofre desse problema só aumenta, nunca diminui. Na década de 1960, o Dr. Zhuang trabalhava na área de ortopedia do Hospital Dong

---

1. Todas essas são formas de tratamento terapêutico da Medicina Tradicional Chinesa. (N.T.)

Chang Road, de Shangai. Como era um grande perito em sua especialidade, muitos pacientes o procuravam especificamente em busca de tratamento – tanto que num só dia o Dr. Zhuang atendeu 500 pacientes. Filas se formavam na frente do hospital antes do raiar do dia para pegar as senhas, e as pessoas esperavam o quanto fosse preciso para serem atendidas. Houve dias em que o Dr. Zhuang nem teve tempo de almoçar, tamanho o número de pessoas à sua espera. Analisando a gravidade da situação em que se encontrava, o Dr. Zhuang iniciou uma profunda pesquisa para aperfeiçoar o tratamento, acelerar os resultados, eliminar mais rapidamente o sofrimento dos pacientes e diminuir a quantidade de pessoas que o procuravam no hospital todos os dias. No seu tratamento, ele utilizava as manobras do Tui-ná e os exercícios terapêuticos; isto é, depois de realizar o Tui-ná, ele ensinava exercícios que atuavam especificamente sobre a parte dolorida, para serem realizados pelo paciente em casa. As "ginásticas com prescrição médica" do Dr. Zhuang começaram a mostrar excelentes resultados.

Por isso, o Dr. Zhuang aprofundou ainda mais suas pesquisas e análises. Ele percebia que o Tui-ná produzia ótimos resultados no tratamento das síndromes de dores no pescoço, nos ombros, na região lombar e nas pernas, mas o doente simplesmente recebia o tratamento de forma passiva. Depois de uma sessão de Tui-ná, o alívio é imenso, mas esse efeito não dura muito tempo e o médico não pode estar sempre ao lado do paciente para estender os efeitos e atingir melhores resultados. Se o paciente não colaborar com o tratamento fazendo exercícios específicos, o efeito terapêutico não se consolida e as crises voltam; a cada recaída o problema se agrava, criando um círculo vicioso que torna difícil o tratamento da doença. O Dr. Zhuang começou a imaginar uma ginástica com atuação específica, como uma sessão de Tui-ná que consolidasse os efeitos terapêuticos, atingindo resultados cada vez melhores e diminuindo o tempo de tratamento, além de melhorar a circulação do sangue e do Qi,[2] equilibrar a função dos nervos, fortalecer a constituição física do paciente e aprimorar o sistema imunológico, podendo curar as doenças já existentes ou fortalecer o organismo para impedir o surgimento de novas doenças e disfunções. Essa ginástica certamente seria uma maneira mais efetiva de contribuir para melhorar a saúde das pessoas. Com essa idéia em mente, o Dr. Zhuang começou a criar uma ginástica com objetivos práticos e de fácil aprendizado.

É claro que um objetivo tão grandioso não seria atingido de imediato. Para o Dr. Zhuang, porém, não era um sonho distante. Mesmo porque ele possuía condições muito especiais, como por exemplo: treinou as artes marciais chinesas desde jovem, obtendo a compreensão da essência dessa arte milenar tão preciosa; foi discípulo do grande mestre Wang Zhi Ping, considerado um dos maio-

---

2. De acordo com a tradução de Maria Lucia Lee, Qi é o "sopro vital" que anima toda a vida no Universo. (N.T.)

res nomes em artes marciais e ortopedia da Medicina Tradicional Chinesa, com quem aprendeu as artes marciais e também as técnicas de tratamento de problemas ortopédicos. Além dessa excelente formação, o Dr. Zhuang se dedicou à pesquisa e organização de técnicas tradicionais de ginásticas terapêuticas, tais como Dao In[3], Tu Na Gong[4], "Jogo dos Cinco Animais" e "Exercícios dos Oito Brocados de Seda". Essa pesquisa permitiu que ele eliminasse a complexidade de certos movimentos, embora preservando sua essência. Ao resultado desse trabalho veio somar-se sua experiência da prática da técnica criada pelo seu Mestre, Wang Zhi Ping, "Vinte Posturas para eliminação das doenças e cultivo da longevidade". Mas a melhor de todas as condições de que dispunha o Dr. Zhuang ainda eram os seus mais de dez anos de prática clínica e utilização de suas técnicas particulares de tratamento ortopédico – com isso, ele alcançou uma visão aguçada dos pontos cruciais do tratamento, da patogênese e das características patológicas das dores. Voltou-se para uma adaptação das manobras de tratamento específico de síndromes de dores no pescoço, nos ombros, na região lombar e nas pernas, transformando-as em movimentos que seriam realizados pelos próprios pacientes. Teve início então o período de experiência, prescrição dos movimentos para os pacientes, estudo, aperfeiçoamento constante e conclusões obtidas à luz das mais recentes descober-

tas da medicina, resultando, em 1974, numa série de exercícios sistematizados e de ação abrangente: o Lian Gong em 18 terapias. A "ginástica com prescrição médica" transformou o tratamento passivo em autoterapia.

Depois de desenvolvido, o Lian Gong em 18 terapias começou a ser utilizado como tratamento pelos pacientes do Dr. Zhuang e foi muito bem recebido. A notícia se espalhou com rapidez, levando um grande número de pessoas com problemas de síndromes de dores no pescoço, nos ombros, na região lombar e nas pernas a procurar essa ginástica terapêutica. Já em 1975, o Lian Gong em 18 terapias se difundia amplamente na sociedade chinesa.

O primeiro centro de orientação da prática de Lian Gong na China foi formado por 15 professores aposentados e 20 pacientes. Eles se reuniam no gramado de Wai Tan, em Shangai, e a prática era orientada e conduzida diretamente pelo Dr. Zhuang. Depois disso, o Lian Gong em 18 terapias seguiu seu caminho como uma bola de neve, crescendo a cada dia, não só em Shangai, mas na China inteira, sendo reconhecido e bem recebido por onde passava. Em 1980, o Comitê Nacional de Esportes e Educação Física, a Central Nacional dos Sindicatos e o Ministério da Saúde emitiram um comunicado conjunto confirmando os excelentes resultados obtidos com a prática do Lian Gong e colocando-o, juntamente com a ginástica veiculada pelo rádio e o Tai Ji

---

3. Dao In – Indução da circulação do Qi (sopro vital) - Maria Lucia Lee in *Lian Gong em 18 Terapias.*
4. Tu Na Gong - Técnica de respiração (Maria Lucia Lee).

Quan, como uma das três ginásticas a serem divulgadas e praticadas na China inteira. Ainda não foram feitas contagens oficiais, mas já se sabe que há hoje em Shangai cerca de 500 centros de orientação e prática do Lian Gong, com mais de 200 mil praticantes, e na China inteira mais de 2.000 centros, com mais de três milhões de praticantes. Como os grupos de prática do Lian Gong em 18 terapias se formam de maneira espontânea e independente, pode-se deduzir que o número de praticantes é bem maior do que o conhecido pelos centros de orientação. É difícil afirmar com exatidão quantas pessoas praticam o Lian Gong; por isso, não é exagero dizer que há cerca de dez milhões de praticantes do Lian Gong em 18 terapias na China inteira.

Nesses vinte anos que se passaram, o Lian Gong em 18 terapias continuou a se desenvolver. Foi reconhecido e divulgado por diferentes fontes, mas o principal motivo de seu sucesso ainda se deve ao fato de ser uma ginástica com atuação específica, com embasamento científico, de fácil compreensão e aprendizado, e também por ter sido aplicado como tratamento clínico e como terapia preventiva, mostrando, em ambos os casos, resultados impressionantes. De acordo com pesquisas realizadas em 1.361 casos de dores no pescoço, nos ombros, na região lombar e nas pernas – para os quais foi indicada a prática da primeira parte do *Lian Gong Shi Ba Fa (Lian Gong em 18 Terapias)* –, observou-se uma melhora sensível do quadro clínico em 98,2% dos casos após 2-4 meses de prática contínua. Em 1.161 casos de dores nas articulações das extremidades, tenossinovite,

"cotovelo de tenista", hipertensão, desordens funcionais do trato gastrintestinal, doenças coronárias e pressão alta – para os quais foi indicada a segunda parte do *Lian Gong Shi Ba Fa (Lian Gong em 18 Terapias)* –, observou-se melhora em 96,71% dos casos. Uma ginástica terapêutica com esses resultados é algo realmente muito raro. Por representar uma grande contribuição para a saúde pública, o Lian Gong foi reconhecido pelo Governo Central, pelo Ministério da Saúde e pelo Ministério dos Esportes. Nesses vinte anos, vem acumulando prêmios científicos, como o Prêmio de Segundo Lugar em Progresso Científico, oferecido pelo Governo Popular de Shangai e pela Secretaria da Saúde de Shangai, e Prêmio de Primeiro Lugar por Pesquisa Científica com Resultados Relevantes em Medicina Tradicional Chinesa e Medicina Ocidental.

Crescimento é prova de força e potencial. Portanto, o desenvolvimento do Lian Gong em 18 terapias demonstra que ele tem um valor intrínseco. Hoje, o Lian Gong não é praticado apenas em Shangai ou no resto da China; já chegou aos outros países e conquistou o mundo. O Japão foi o primeiro país estrangeiro a receber o Lian Gong. Isso aconteceu em 1984, quando o Dr. Zhuang foi convidado a apresentar e ensinar o Lian Gong no Japão. Em 1989, promoveu-se o "Segundo Intercâmbio Internacional de Música e Esporte", no Japão, e o Dr. Zhuang foi convidado a participar do evento, onde apresentou e demonstrou o Lian Gong em 18 terapias, gerando grande repercussão junto à platéia presente. Atualmente, em cada pequena ou grande cidade japonesa, há associações, clubes e centros de divulgação do Lian Gong em 18 terapias.

A divulgação do Lian Gong no Sudeste Asiático também ocorreu com extrema rapidez. Esta prática foi reconhecida pelo Ministério dos Esportes do Governo da Indonésia; é praticada pelo próprio ministro, que também organizou pessoalmente encontros e eventos relacionados com o Lian Gong, que se tornou a prática nacional de adultos e idosos. Segundo dados do próprio departamento nacional de esportes, há hoje na Indonésia mais de seis milhões de praticantes do Lian Gong.

Também nos Estados Unidos, na França, no Canadá, na Austrália e em muitos outros países, encontramos grupos de prática do Lian Gong em 18 terapias. Mesmo em lugares distantes como o Brasil, o Lian Gong foi muito bem recebido, tendo inclusive seu próprio programa na televisão. Atualmente, o Lian Gong já é divulgado em onze cidades brasileiras, cinco das quais possuem sua própria associação de ensino, o que mostra que o Lian Gong em 18 terapias está beneficiando ativamente a saúde do povo brasileiro. Nesses vinte anos, o Dr. Zhuang recebeu mais de 2 mil representantes de 15 países diferentes que vieram até Shangai para receber sua orientação direta na prática do Lian Gong. Também foi convidado a visitar diversos países, acompanhado de seu sucessor, o Sr. Zhuang Jian Shen, a fim de transmitir seus conhecimentos. Desde 1989, o Sr. Zhuang já realizou seis "Encontros Internacionais de Intercâmbio de praticantes de Lian Gong em 18 terapias", que alcançaram grande sucesso e congregaram um total de mais de três mil participantes, entre chineses e estrangeiros. A repercussão desses encontros foi imensa, dando grande estímulo à divulgação do Lian Gong dentro e fora da China.

Analisando esses vinte anos, podemos constatar que o Lian Gong em 18 terapias, com as bases de que dispõe, terá no futuro um desenvolvimento cada vez mais impressionante.

Transformação das manobras do Tui-ná em exercícios de autoterapia

Pescoço
Manobra de rotação lateral do pescoço

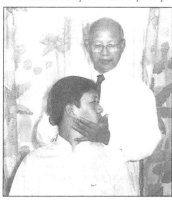

↓

Movimento do pescoço

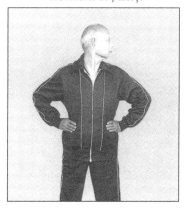

Ombros
Manobra de alongamento e rotação do ombro

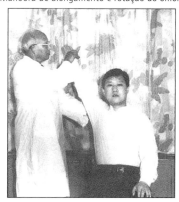

↓

Expandir o peito

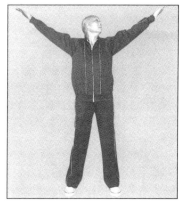

Região lombar
Manobra de rotação lateral da cintura

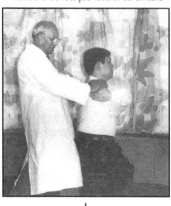

Pernas
Manobra de flexionar e esticar as pernas

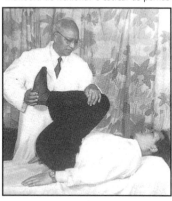

Espetar com a palma para o lado

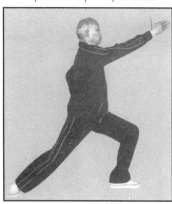

Flexionar e esticar as pernas

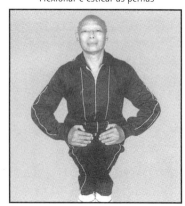

Coletânea de fotos dos intercâmbios e da prática de Lian Gong em 18 terapias na China e no mundo

Imagem da prática de Lian Gong em Shangai – Praça do Povo

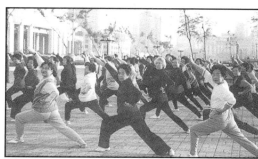

Encontro de Lian Gong em 18 terapias realizado no Japão

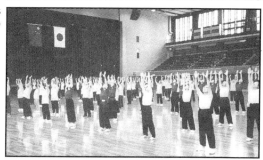

Companheiros de prática norte-americanos treinando Lian Gong

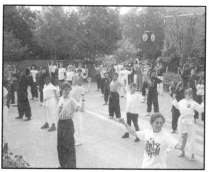

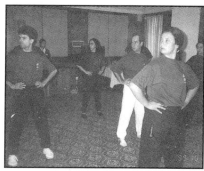

Companheiros de prática brasileiros treinando Lian Gong

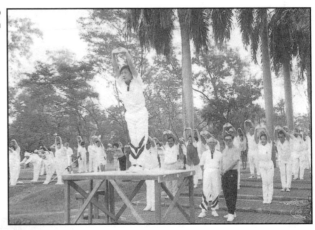

Zhuang Yuan Ming e Zhuang Jian Shen ensinando Lian Gong em 18 terapias na Indonésia

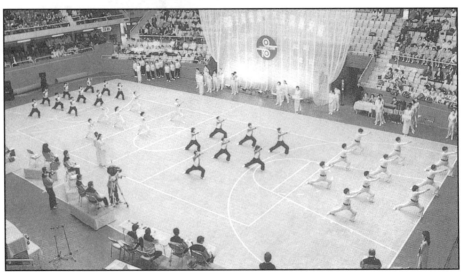

"Intercâmbio Internacional de Lian Gong em 18 terapias", Shangai, 1993

Certificados dos prêmios recebidos pelo Dr. Zhuang

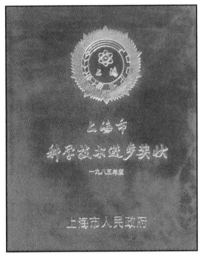

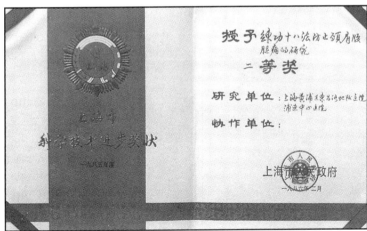

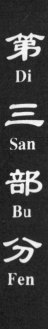

Capítulo 3

Características do Lian Gong em 18 terapias e sua função terapêutica e preventiva

A prática do Lian Gong em 18 terapias apresenta resultados excelentes no tratamento de dores no pescoço, nos ombros, na região lombar, nas pernas e nas articulações das extremidades. Seu efeito é: "Quando existe doença, trata a doença; quando não existe doença, fortalece o corpo." Esse fato tem estreita relação com as características próprias do Lian Gong, as quais todo praticante deve compreender com muita clareza para estar mais integrado a todo o processo do treinamento. As características do Lian Gong em 18 terapias são:

Objetivo específico e movimentação global

A característica básica das dores no pescoço, nos ombros, na região lombar, nas pernas e nas articulações das extremidades é o fato de que os tecidos moles dessas regiões estão doloridos e têm sua movimentação obstruída. O Lian Gong em 18 terapias baseia-se nas causas e na patologia dessas enfermidades, unindo às características anatômicas e fisiológicas da região específica um trabalho de equilíbrio global das funções do corpo todo. É uma ginástica que foi desenvolvida para tratar de maneira específica alguns tipos de enfermidades, atuando diretamente sobre a região afetada. Cada série de exercícios foi desenvolvida para atuar sobre uma região específica, o que torna o Lian Gong diferente da "ginástica pelo rádio" ou do Tai Chi Chuan, pois é uma ginástica de autoterapia e prevenção de síndromes de dores no pescoço, nos ombros, na região lombar, nas pernas e nas articulações das extremidades. O praticante poderá, conforme suas necessidades, escolher qual série de exercícios é mais adequada para tratar de sua enfermidade, dando-lhe mais ênfase na prática. Por exemplo, uma pessoa que tem dor ou enrijecimento no pescoço e nos ombros (o que torna difícil movimentar a cabeça, e levantar, abrir ou estender os braços) poderá praticar os seguintes movimentos: Movimento do Pescoço, Arquear as Mãos, Estender as Palmas para Cima, Expandir o Peito e Despregar as Asas[1]. Desse modo, ela irá tratar e prevenir as dores, fortalecendo a região do pescoço e dos ombros, eliminando contraturas e aderência dos músculos dessa região e recuperando a movimentação. Outro exemplo são os problemas na região lombar (como a rigidez da musculatura, que dificulta os movimentos) ou nas pernas (como a atrofia dos músculos, que se tornam flácidos e sem tônus), que poderão ser tratados e prevenidos com os seguintes exercícios: girar a cintura e projetar as palmas das mãos, rodar a cintura com as mãos nos rins, espetar com a palma para o lado, tocar os pés com as mãos[2]. Esses exercícios atuam sobre a região lombar e as pernas, relaxando os tecidos moles, evitando a aderência e contratura dos músculos e promovendo maior tônus muscular. Também os casos de tenossinovite e "cotovelo de tenista" poderão ser tratados e prevenidos com os seguintes exercícios: empurrar para os quatro lados, esticar o arco e atirar a flecha, erguer os braços e girar os punhos, esticar a palma e a mão de gancho[3]. É claro que você poderá, durante a prática das séries inteiras, dar mais ênfase a um ou outro movimento, para tratar de maneira específica alguma região do corpo, e ao mesmo tempo equilibrar e fortalecer o corpo como um todo.

Mobilizar o Nei Jing[4] e obter a percepção sensorial do Qi

Estudando o Qi e o sangue, a Medicina Tradicional Chinesa afirma: "O Qi é a raiz da vida", "O Qi é o comandante do sangue", "Quando o Qi circula, o sangue circula", "Quando o Qi fica estagnado, o sangue coagula." Tudo no corpo humano – seus quatro membros, o esqueleto, os cinco ór-

---

1. Exercícios da Série 1 do Lian Gong em 18 terapias.
2. Exercícios da Série 2 do Lian Gong.
3. Exercícios da Série 5 do Lian Gong.
4. "O Nei Jing é o oposto da força muscular. Enquanto esta nasce do músculo e é limitada, a força interior nasce do Qi verdadeiro, é ilimitada, precede e preside à força muscular." Maria Lucia Lee: *Lian Gong em 18 Terapias*. Editora Pensamento. (N.T.)

gãos e as seis vísceras – depende da circulação do Qi e do sangue para receber nutrição e equilíbrio, mantendo assim a estabilidade necessária para a vida. As dores no pescoço, nos ombros, na região lombar, nas pernas e na articulação das extremidades são geradas pelo vento, pela umidade e pelo frio, ou por esforço, cansaço ou lesão externa, formando um quadro de "retardamento do Qi e estagnação do sangue". Baseando-se na idéia de que a "dor reflete uma obstrução" e de que "quando está obstruído, surge a dor", que é um dos princípios da Medicina Tradicional Chinesa, o Lian Gong em 18 terapias procura mobilizar o Nei Jing pelo seguinte processo: "que a intenção conduza o Qi, que o Qi gere o Nei Jing e que este alcance os quatro membros". Isso significa ativar a função de circulação de vitalidade do Qi verdadeiro, fazendo "o Qi circular e o sangue circular" e, com isso, alterando o quadro de "retardamento do Qi e estagnação do sangue", eliminando a sensação de dor e restaurando o estado dos tecidos moles. A percepção sensorial do Qi (sensação de calor, ardume, soltura etc.) é uma maneira clara de medir quanto o Nei Jing está sendo mobilizado durante a prática. Se essas sensações existirem em todos os movimentos, isso quer dizer que "onde chega o Qi, chega o efeito". Portanto, esse é o ponto crucial para assegurar que a prática está sendo realizada de maneira correta e que os resultados serão obtidos. Pela experiência da prática clínica da Medicina Tradicional Chinesa – seja com acupuntura, Tui-ná ou ginásticas terapêuticas –, os resultados serão obtidos se durante o tratamento e a prática existir

a percepção sensorial do Qi. Quanto ao Nei Jing, o Lian Gong em 18 terapias procura, através de movimentos lentos mas firmes, fortalecer cada parte dos músculos e as relações entre eles, promovendo o tratamento e a prevenção de lesões e aumentando o tônus muscular. É por esses motivos que a preocupação com a mobilização do Nei Jing e a obtenção da percepção sensorial do Qi na prática do Lian Gong é um tema da maior importância.

Movimento amplo, exercício abrangente

A amplitude do movimento depende das articulações. Quanto maior essa amplitude, maior será o trabalho muscular e mais profundos e amplos serão seus efeitos. Com menor amplitude, o exercício será menos eficaz. Para obter resultados terapêuticos e prevenir dores no pescoço, nos ombros, na região lombar, nas pernas e nas articulações das extremidades, bem como para eliminar as obstruções de movimento nas articulações e os espasmos e aderências (inclusive as mais profundas) dos tecidos moles, melhorando a circulação sanguínea e o metabolismo na área afetada, recuperando a fisiologia das articulações e fortalecendo os músculos, é necessário que o movimento numa ginástica terapêutica seja amplo, exercitando realmente as articulações e os músculos. Os movimentos do Lian Gong em 18 terapias são amplos porque têm essa preocupação terapêutica e preventiva, o que o diferencia de outras práticas físicas.

Movimento lento, contínuo, equilibrado e natural

Os movimentos lentos, contínuos, equilibrados e naturais são outra característica importante do Lian Gong em 18 terapias. As pessoas doentes têm sua movimentação limitada e não conseguem realizar exercícios rápidos ou intensos; para elas, é preciso que os movimentos sejam feitos lentamente e dentro das suas possibilidades. Além disso, o alongamento e relaxamento de tecidos moles com síndromes de dor devem ser feitos lenta e gradualmente, permitindo que o músculo contraído se solte e que a articulação se mova mais livremente e alcance seu limite máximo, melhorando a movimentação e recuperando o estado normal do corpo. Por fim, a movimentação lenta, contínua, equilibrada e natural evita lesões, traumas e outros efeitos negativos provocados acidentalmente por movimentos rápidos e bruscos.

Coordenação espontânea da respiração com o movimento

Os antigos chamavam a respiração de "Tu-Na" (soprar e aspirar, ou seja, inspirar o ar puro e expelir o dióxido de carbono). Os movimentos do Lian Gong devem estar coordenados ao ritmo natural da respiração (inspirando pelo nariz e expirando pela boca), o que contribui para uma melhor saúde total do corpo. A maioria dos exercícios terapêuticos, em seus movimentos de expansão e recolhimento, segue o ciclo respiratório, mas mantendo seu ritmo natural sem nunca forçá-lo. Use a amplitude do movimento para aumentar a capacidade pulmonar, tornando a respiração mais longa e profunda. Seu diafragma também será exercitado, tornando-se mais elástico e beneficiando não só o seu aparelho respiratório como também o coração e o sistema circulatório. Quando a respiração é mais profunda, o movimento do tórax e do abdômen faz uma massagem nos órgãos internos, contribuindo para uma melhor digestão e absorção e aprimorando o metabolismo de cada um dos órgãos internos.

Exercícios simples e fáceis de aprender e executar, favorecendo a autoprevenção e terapia

Os movimentos do Lian Gong em 18 terapias são divididos em séries, com execução passo a passo. Por isso, são mais simples e fáceis de aprender e praticar. A divisão dos movimentos segue as diferentes necessidades da prática; o iniciante poderá escolher o movimento ou a série mais adequada à sua constituição física e ao seu quadro geral de saúde, ou então praticar todas as séries, que não são complicadas. A prática não exige um lugar específico; há até alguns movimentos que você poderá realizar sentado, o que facilita a prática. A Medicina Tradicional Chinesa dá muito valor ao Qi correto.[5] "Quando o Qi correto está armazenado no interior, o Qi per-

---

5. Qi correto seria uma das qualidades do Qi (sopro vital) que promove e mantém o estado saudável do corpo. (N.T.)

verso[6] não consegue perturbar." Assim, segue o princípio de "preservar o Qi correto e eliminar o Qi perverso" em qualquer técnica de prevenção ou tratamento de doenças. As síndromes de dores no pescoço, nos ombros, na região lombar, nas pernas e nas articulações das extremidades são problemas localizados causados por desgaste ou lesão, que não afetam outras partes do corpo ou outros órgãos. Os quadros crônicos, no entanto, refletem uma debilidade geral do organismo. Diz o ditado: "Doença antiga, corpo enfraquecido." É por isso que o treinamento de Lian Gong em 18 terapias, associado ao tratamento médico necessário, poderá fortalecer o "Qi correto", favorecendo a recuperação mais rápida no tratamento das dores nos tecidos moles e nas articulações ou das disfunções dos órgãos, pois fortalece o sistema imunológico e, portanto, o organismo como um todo, melhorando seus efeitos e reduzindo o tempo de tratamento. É esse o princípio de "preservar o Qi correto e eliminar o Qi perverso" que o Lian Gong em 18 terapias consegue cumprir em sua prática. Usando esta prática, o paciente reforçará e fixará os efeitos terapêuticos do tratamento que estiver realizando. A pessoa que ainda não possui síndrome de dores poderá praticar o Lian Gong uma ou duas vezes por dia para reequilibrar o corpo, movimentando a musculatura que fica parada e relaxando a musculatura que fica demasiado contraída durante as atividades cotidianas. Isso é de particular importância para as pessoas que permanecem muito tempo em determinada postura, porque previne o surgimento de síndromes de dores no pescoço, nos ombros, na região lombar, nas pernas e nas articulações das extremidades. Na terceira idade, a prática do Lian Gong em 18 terapias ajuda a recuperar e preservar o estado fisiológico do corpo, fortalecendo os membros e as funções dos órgãos e retardando o envelhecimento. Diz um antigo ditado: "O médico superior é aquele que trata antes que a doença apareça; o médico inferior trata depois do aparecimento da doença." Não devemos dar importância somente ao tratamento. Devemos cuidar também de prevenir as doenças. Os grandes médicos da história chinesa não se dedicavam simplesmente à medicina; eles também eram mestres na prática de exercícios terapêuticos (como Hua Tuo).[7] Ao mesmo tempo que tratavam de seus pacientes, eles também lhes ensinavam técnicas de ginásticas terapêuticas para controlar o avanço da doença e prevenir o surgimento de novas doenças. O Dr. Zhuang Yuan Ming desenvolveu o Lian Gong em 18 terapias a partir de sua prática médica seguindo essa mesma tradição. Uma série de pesquisas e levantamentos estatísticos foi realizada na China em anos recentes, comprovando que o aprendizado e a prática do Lian Gong produziram excelentes resultados para um número significativo de pes-

---

6. Seguindo a mesma linha de raciocínio, o Qi perverso seria a qualidade do Qi num estado patológico e desequilibrado. (N.T.)

7. Hua Tuo é considerado um dos mais famosos médicos da história chinesa e viveu no final da Dinastia Han (141-208 d.C.). (N.T.)

soas que sofriam síndromes de dores no pescoço, nos ombros, na região lombar, nas pernas e nas articulações das extremidades. Vida é movimento: "O movimento desenvolve e a imobilidade traz estagnação." O Lian Gong em 18 terapias é uma ginástica terapêutica simples e de fácil aprendizado. Sua execução é adequada para autoprevenção e terapia. O fato de o Lian Gong em 18 terapias estar em crescimento constante desde sua criação, e de ter-se difundido dentro e fora da China, está intimamente relacionado com as características acima apresentadas.

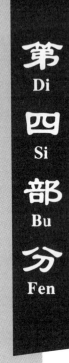

Capítulo 4

Observações para a prática do Lian Gong em 18 terapias

1. Ter uma postura positiva na prática

O Lian Gong em 18 terapias é a realização de um movimento voluntário e uma técnica de treinamento do corpo humano. Por esse motivo, é importante que você crie uma postura psicológica positiva para a realização dos exercícios, pois o corpo e a mente estão intimamente ligados. Muitas pessoas que contraem doenças, principalmente os quadros crônicos, são pessoas tristes ou amarguradas, que geralmente cultivam o negativismo e o pessimismo. Isso afeta o sono e o apetite, enfraquece o sistema imunológico e a constituição física e, assim, gera outras doenças e alimenta ainda mais o círculo vicioso. Quando uma pessoa contrai uma doença, ela deveria, além de procurar um tratamento eficaz, valorizar também o elemento psicológico desse tratamento, porque a resistência imunológica do organismo humano não está simplesmente condicionada ao bom funcionamento dos órgãos e sistemas, mas também depende do estado psicológico da pessoa. Toda pessoa que quiser tratar algum problema de saúde deveria construir e manter uma postura positiva e otimista, para vitalizar seu sistema nervoso, melhorar seu metabolismo e promover uma melhora geral da saúde do corpo. Com esse tipo de postura, a prática do Lian Gong em 18 terapias mostra-se muito mais eficaz.

2. Manter a concentração durante a prática, evitando os pensamentos dispersivos

Durante a prática do Lian Gong, o nível de concentração tem relação direta com os resultados – se a mente e o coração estiverem perturbados e dispersos durante os treinamentos, a eficácia será certamente reduzida pela metade. Por outro lado, se durante a prática você se mantiver concentrado no movimento e nos princípios da prática, esquecendo a doença e o desconforto por ela gerado, o resultado do treinamento se tornará cada vez mais concreto. Por esse motivo, é muito importante que a pessoa consiga manter a concentração durante a prática do Lian Gong.

3. Fazer o movimento de maneira correta e precisa

Já que os movimentos do Lian Gong em 18 terapias foram projetados para tratar de síndromes de dores no pescoço, nos ombros, na região lombar, nas pernas e nas extremidades, a correção e a precisão dos movimentos durante a prática são vitais para a obtenção dos resultados terapêuticos esperados. É preciso que você tenha plena compreensão das características próprias da prática do Lian Gong e de suas posturas de mãos e pés, que formam a base de um movimento correto e eficaz. Depois de alcançar essa compreensão plena, você ainda precisa ter boas noções da estrutura de cada série e dos grupos musculares e articulações em que ela atua; assim, poderá realizar o movimento até o ponto em que sentir um intumescimento ácido na musculatura, que é a percepção sensorial do Qi e o indicador de uma realização correta do movimento[1]. A ausência dessa sensação de intumescimento ácido na musculatura durante a prática significa que o movimento não está correto e, portanto, deve ser corrigido. Há exercícios, por exemplo, nos quais você flexiona o tronco mas deve deixar a cabeça suspendida; por um lado, treina-se a musculatura do pescoço e, por outro, trata-se também de problemas como rigidez do pescoço em pessoas idosas, tontura ou pressão alta. Portanto, a correção e a precisão dos movimentos determinam a qualidade dos resultados obtidos. O movimento "Rodar a cintura com as mãos nos rins" é um exercício específico para

---

1. *Intumescimento ácido* é a palavra mais adequada que encontramos para denominar a "dor azeda" (*suan tun*) que os chineses usam para explicar a sensação que ocorre em qualquer região do corpo ao ser trabalhada na acupuntura, na acupressura ou nas práticas corporais, indicando a presença do Qi e sua atuação terapêutica. Nos exercícios, essa sensação é obtida quando, ao se realizar um movimento, o corpo alcança uma postura não habitual, seja ela na sua amplitude, torção, flexão ou inclinação, obtendo com isso uma atuação terapêutica de desbloqueamento do Qi e do sangue no local trabalhado. (Nota de Maria Lucia Lee.)

a região lombar; mas se você, ao executá-lo, girar o tronco e a cabeça em vez da cintura e do quadril, estará perdendo o efeito de exercitar a musculatura dessa região e de liberar a movimentação das articulações invertebrais da coluna lombar. Outros erros comuns que devem ser evitados ou corrigidos incluem: no exercício "Tocar os pés com as mãos", flexionar os joelhos; no exercício "Flexionar e esticar as pernas", levantar o calcanhar; no exercício "Expandir o peito", projetar o abdômen; no exercício "Tocar o joelho e levantar a palma", inclinar o tronco. A correção e a precisão dos movimentos devem ser observadas constantemente pelo praticante; basta você respeitar os princípios e requisitos de cada exercício, que os resultados serão plenamente satisfatórios. Pode-se dizer que realizar dez vezes a prática de qualquer jeito não se compara a realizá-la uma só vez da maneira correta. Quanto mais preciso o movimento, melhor será o resultado da prática. Entretanto, os praticantes mais idosos e os iniciantes dificilmente conseguirão realizar o movimento de maneira precisa e ainda atentar para a percepção sensorial do Qi. Recomendamos, portanto, que em primeiro lugar você se atenha à percepção e depois se esforce para alcançar a melhor realização do movimento. Não se deixe tomar pela ansiedade em relação a esse ponto. Por exemplo, no exercício "Tocar os pés com as mãos", a maioria das pessoas saudáveis consegue tocar as mãos nos pés sem flexionar os joelhos; mas os idosos e as pessoas com a saúde debilitada não o conseguem. Nunca force esse movimento, apenas tente realizá-lo até o ponto em que sentir intumescimento ácido na musculatura posterior da perna. Ao tentar atingir o limite máximo no seu movimento, você perceberá que, com o tempo, a musculatura vai se alongando e que você consegue flexionar cada vez mais o tronco. Com o tempo, suas mãos conseguirão tocar os pés, retornando ao estado fisiológico saudável original do corpo. Por esse motivo, quando estivermos divulgando ou treinando o Lian Gong em 18 terapias não devemos simplesmente nos ater ao movimento, esquecendo a percepção sensorial do Qi, que é um grande indicador da prática, pois isso produz resultados insatisfatórios, fazendo muitos praticantes perderem a confiança e abandonarem a prática. Para elevar o nível da prática em seu caráter científico, é preciso prestar atenção na correção e precisão dos movimentos e na observação prática da percepção sensorial do Qi.

4. A percepção sensorial do Qi é necessária durante a prática

A percepção sensorial do Qi está relacionada com a sensação de intumescimento ácido na musculatura, calor e bem-estar. A ação terapêutica e preventiva do Lian Gong em 18 terapias para as síndromes de dores nos ombros, no pescoço, na região lombar, nas pernas e nas extremidades baseia-se no alongamento dos tecidos moles, eliminando sua aderência e recuperando a movimentação das articulações obstruídas. Por isso, a sensação de retesamento deve existir – ela representa uma atuação que intensifica as transformações metabólicas que geram a melhora da musculatura e da função dos órgãos internos. A percepção sensorial do Qi está intimamente ligada à qualidade dos resultados terapêuticos e preventivos da prática do Lian Gong. No exercício "Movimento do pescoço", por exemplo, o objetivo é atuar sobre a musculatura do pescoço e da coluna cervical, e você deve buscar a sensação de intumescimento ácido dessa região. Se o movimento não for realizado da maneira correta, no instante em que você levantar a cabeça, seu abdômen será projetado para a frente e, no instante em que você abaixar a cabeça, suas costas se curvarão. Com isso, você estará eliminando a ação no pescoço e transferindo-a de maneira incorreta para a região lombar. Feito dessa forma, o exercício não traz as sensações de percepção sensorial do Qi. Embora o pescoço esteja se movimentando, seu posicionamento incorreto produzirá resultados insatisfatórios. Podemos concluir que as percepções sensoriais do Qi, como a sensação de intumescimento ácido na musculatura ou calor, são as melhores referências para determinar se o movimento foi realizado de forma correta e se chegou até o ponto certo.

5. É preciso ter constância na prática

De acordo com a experiência clínica, os problemas crônicos de dores no pescoço, nos ombros, na região lombar, nas pernas etc. são fruto de longos processos cumulativos e, portanto, sua plena recuperação também exigirá um período de tempo mais longo. A recuperação de uma doença, a estabilização dos efeitos do tratamento e a manutenção da saúde dependem de uma série de fatores; mas, sem dúvida, a constância e a perseverança são fatores dos mais importantes. O Lian Gong em 18 terapias não é apenas uma técnica terapêutica. É um hábito que deve ser incorporado à rotina cotidiana, porque produz excelentes resultados na redução do tempo de tratamento, na estabilização dos efeitos terapêuticos e na manutenção da saúde. Se o praticante "pesca três dias e deixa a rede secando dois dias" (isto é, se não mantém a disciplina da constância na prática), os resultados não serão bons. Quando a pessoa interrompe a prática por um longo período de tempo, ela perde tudo o que havia conseguido no período em que praticava com constância. Durante a prática do Lian Gong em 18 terapias, os iniciantes sentem reações de intumescimento ácido dolorido nos braços, nos ombros, na região lombar e nas pernas, mas trata-se de uma reação fisiológica normal. Não abandone a prática se sentir essas reações; basta manter o treinamento por mais alguns dias que essa sensação desaparecerá gradualmente. A experiência de vários anos de pesquisa com o Lian Gong em 18 terapias mostra que os praticantes que mantêm a constância na prática colhem os frutos de prevenção e tratamento de doenças e fortalecimento da constituição física.

6. Avance gradualmente na prática

Além dos pontos abordados acima, também é preciso observar o avanço gradual da prática, pois o processo de fortalecimento da constituição física de uma pessoa é lento e gradual. Para o tratamento de doenças por meio da prática do Lian Gong, deve-se começar com movimentos mais simples e pouca repetição, para que a pessoa aos poucos se acostume com a atividade física. Portanto, a duração da prática, o número de repetições e a amplitude do movimento dependem do estado físico do praticante; é algo que não tem uma receita única. De maneira geral, se a prática tem intenções terapêuticas, deve-se selecionar o grupo ou a série de exercícios mais adequados para cada caso, realizando-os por um período de três minutos com maior número de repetições e, sempre que possível, várias vezes ao dia. Para fins terapêuticos, a prática completa também é indicada e pode ser realizada duas vezes ao dia, em turnos de 12 a 24 minutos. Para manutenção da saúde e prevenção de doenças, pode-se realizar uma vez ao dia, durante 12 a 24 minutos. É claro que você poderá praticar o Lian Gong sempre que quiser, mas tome cuidado para que o treinamento não seja forçado nem muito longo. Ou seja: ao final de cada prática você deve sentir uma sensação de conforto físico e não de cansaço. A prática correta deve permitir que você coma e durma melhor, com ânimo para o trabalho e suas outras atividades. À medida que aumenta o tempo de prática, você poderá aumentar a quantidade e a intensidade do treinamento, galgando níveis de capacidade física mais elevados e fortalecendo cada vez mais sua constituição física. Algumas pessoas ficam ansiosas demais para obter resultados rápidos na prática; elas avançam com rapidez excessiva, às cegas, o que não lhes permite obter os resultados esperados, e ainda provoca lesões ou outros problemas que irão afetar sua saúde. Em qualquer treinamento físico devemos ter plena consciência do processo de avanço gradual. Caso contrário, além de não conseguirmos bons resultados, ainda criamos novos problemas. A Medicina Tradicional Chinesa diz que "o excesso de cansaço fere o Qi" e "o cansaço consome o Qi" – isto é, o excesso de treinamento reduz a capacidade do corpo de preservar a saúde e combater as doenças. O tratamento e a prevenção de doenças devem basear-se também em exercícios físicos, mas realizados de maneira adequada, equilibrando o esforço e o relaxamento para se exercer uma influência positiva sobre a saúde. Por esse motivo, a prática do Lian Gong em 18 terapias pede força de vontade e seriedade científica na sua realização.

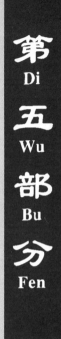

Capítulo 5

Padrões básicos de separação dos pés no Lian Gong

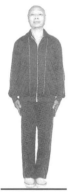 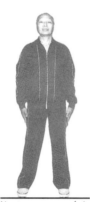 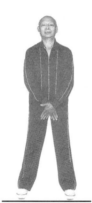 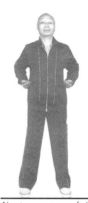 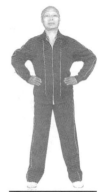

| Pés juntos. | Abertura pequena (pés separados na largura dos ombros). | Abertura pequena (pés separados na largura dos ombros). Mãos sobrepostas na frente do corpo. | Abertura pequena (pés separados na largura dos ombros). Punhos posicionados na altura do quadril. | Abertura pequena (pés separados na largura dos ombros). Mãos segurando a cintura. |

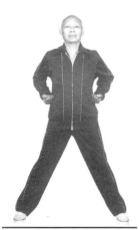 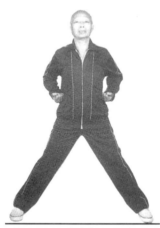 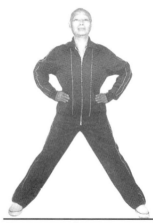

| Abertura média (pés separados na largura de um ombro e meio). Punhos posicionados na altura do quadril. | Abertura grande (pés separados na largura de dois ombros). Punhos posicionados na altura do quadril. | Abertura grande (pés separados na largura de dois ombros). Mãos segurando a cintura. |

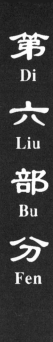

Capítulo 6

Padrões básicos de postura das mãos

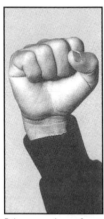
Palma cerrada em forma de punho (frente)

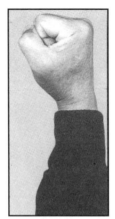
Palma cerrada em forma de punho (lado)

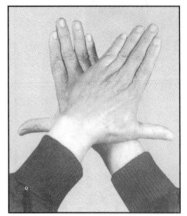
Palmas sobrepostas

Palma estendida
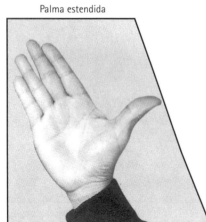

Palma erguida
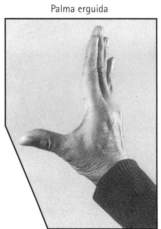

Palma em forma de gancho
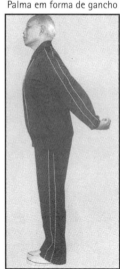

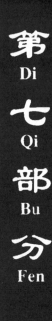

Capítulo 7

Padrões básicos de postura das pernas

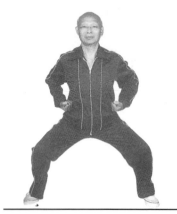
Postura de montar a cavalo (pés separados na largura de um ombro e meio)

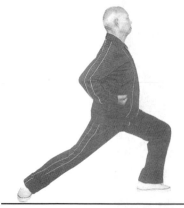
Postura do arco (pés separados na largura de dois ombros)

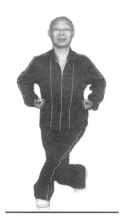
Postura de pernas cruzadas

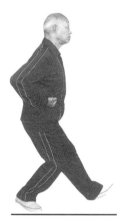
Postura do pé "vazio"

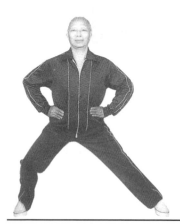
Postura de descida[1] (Pu bu) (pés separados na largura de dois ombros)

---

1. "Pu bu": Traduzido literalmente, significa "postura de descida", pois os pés separados na largura de dois ombros, com uma perna flexionada e outra esticada, favorece a descida do corpo. (Maria Lucia Lee)

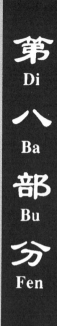

Capítulo 8

**Lian Gong em 18 terapias
(ginástica preventiva e terapêutica)**

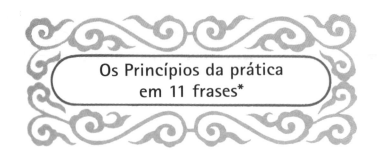

Os Princípios da prática em 11 frases*

1. Movimentação global, foco específico. (Zhen Duei Xu Yao)
2. Treinar com alegria. (Le Guan Duan Lien)
3. Realizar o movimento de forma lenta, homogênea e contínua. (Huan Man Lien Guan)
4. Coordenar movimento e respiração. (Pei He Hu Xi)
5. Movimento com o corpo ordenado, estruturado e alinhado. (Dun Zuo Zen Qie)
6. O movimento deve ser amplo. (Fu Du Yao Da)
7. Mobilizar a força interna. (Qian Diao Nei Jing)
8. A finalidade principal é obter o Qi. (De Qi Wei Yao)
9. Prática com dosagem adequada. (Huo Dun Si Lian)
10. Aperfeiçoar a prática gradativamente. (Zhu Jian Ti Gao)
11. Prevenir doenças e tratar delas está na persistência e regularidade das práticas. (Fan Bin, Zi Bin, Guei Zhai Jien Ci)

---

* Nesta seção, o Dr. Zhuang resumiu em 48 ideogramas os aspectos mais importantes para a prática do Lian Gong em 18 terapias. Como a tradução do significado de um ideograma envolve mais do que uma palavra, os 48 ideogramas resultaram nas 11 frases acima. (Nota de Maria Lucia Lee)

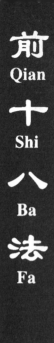

1ª PARTE

Exercícios para o tratamento e prevenção de enfermidades no pescoço, nos ombros, na região lombar, nos glúteos e nas pernas.

1ª série: Exercícios para prevenção e tratamento de dores no pescoço e nos ombros

Esta série do Lian Gong em 18 terapias foi especialmente projetada para tratar e prevenir as enfermidades abaixo relacionadas. Os movimentos são localizados para a região do pescoço, dos ombros e dos membros superiores, com o objetivo de eliminar contraturas da musculatura dessas regiões ou aderência dos tecidos moles, melhorando a circulação sangüínea, liberando as articulações, fortalecendo o tônus muscular e, com isso, recuperando a movimentação do pescoço e dos ombros.

As enfermidades mais comuns do pescoço e ombros são:

(1) Torcicolo: Na maioria dos casos, está relacionado com o desgaste excessivo, má postura durante o sono e ação do vento e do frio, o que ocasiona uma contratura da musculatura. O nome popular do torcicolo é "travesseiro caído". A pessoa com torcicolo sente a cabeça inclinada para um lado logo ao levantar da cama, junto com uma sensação de tensão e dor, e seus movimentos ficam limitados. Em certos casos, o torcicolo é resultado de um excesso de esforço físico ao realizar trabalhos braçais, como carregar objetos pesados, mas os sintomas são os mesmos.

(2) Cervicalgia: Geralmente acomete pessoas que passam longas horas trabalhando com a cabeça abaixada. Essa postura gera o desgaste da musculatura dessa região e dos discos invertebrais da coluna cervical, pinçando ou pressionando a raiz nervosa e os conjuntos de nervos da região. Os sintomas são: dor de cabeça, tontura, dores na parte posterior do pescoço, na parte superior e articulação dos ombros e região do tórax. A dor também pode irradiar para a parte lateral do pescoço e dos ombros e para os braços, produzindo inclusive formigamento nas mãos e falta de força e lentidão nas reações dos membros superiores. Os movimentos normais do pescoço, inclinação para a frente e para trás e rotação, ficam obstruídos. As chapas de raio-X da região afetada apresentam protusão de massa dos discos invertebrais da coluna cervical.

(3) Periartrite na articulação dos ombros: É uma síndrome gerada por uma inflamação asséptica dos tecidos moles da região dos ombros. Seus principais sintomas são obstrução da movimen-

tação e dor nessa região. É chamada popularmente de "ombros dos 50 anos", por ser mais comum em pessoas com essa idade. Essa síndrome é causada por efeitos colaterais de lesões externas nos tecidos moles, desgaste crônico e influência do vento, do frio e da umidade, ou de tenossinovite no músculo bíceps-braquial ou supra-espinal. No início, ela se manifesta como dor na região do ombro, dificuldade de movimentação e medo do frio; depois, a dor se intensifica quando a pessoa movimenta a articulação dos ombros e, à noite, ao dormir, a dor se irradia para a parte lateral dos braços, limitando os movimentos dos ombros, principalmente os de abertura, elevação e rotação externa dos braços. Nos casos mais graves, o paciente tem dificuldade para lavar o rosto, pentear o cabelo, vestir-se etc. Quando esse quadro persiste por muito tempo, os músculos da região (principalmente o deltóide) sofrem nítida atrofia. No início, ocorre a contratura da musculatura; depois, surge a aderência dos tecidos moles, que produz, por fim, a completa impossibilidade de movimentação dos ombros. Esse quadro é chamado, na clínica médica, de "ombros congelados".

1ª série, exercício 1: *Movimento do pescoço*

Os requisitos para a correta execução deste exercício são: realizar os movimentos de elevar, abaixar e virar o pescoço para os lados com a maior amplitude possível, atuando principalmente sobre a parte superior do músculo trapézio. A rotação natural do pescoço é de 60° para cada lado e, ao abaixar a cabeça, o queixo toca a parte superior do esterno enquanto, para trás, o osso occipital da nuca quase toca as primeiras vértebras torácicas. O objetivo deste exercício é exercitar os músculos da região do pescoço e liberar a movimentação das vértebras cervicais. Os erros mais freqüentes na execução deste exercício são: inclinar a cabeça ou girar o tronco para o lado ao girar o pescoço, e projetar o abdômen e flexionar o tronco ao abaixar a cabeça.

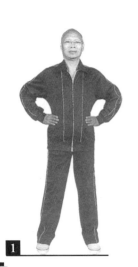

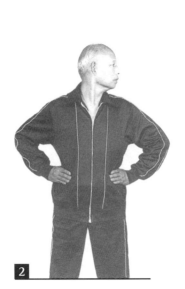

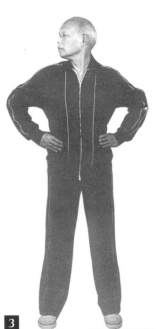

Postura de preparação: Pés separados na largura dos ombros, mãos segurando a cintura [FOTO 1]

Movimento:
(1) Girar a cabeça lentamente para a esquerda até o seu limite (olhar à esquerda). [FOTO 2]
(2) Voltar à posição inicial.
(3) Girar a cabeça lentamente para a direita até o seu limite (olhar à direita). [FOTO 3]
(4) Voltar à posição inicial.
(5) Levantar lentamente a cabeça (olhar para cima). [FOTO 4]
(6) Voltar à posição inicial.
(7) Abaixar lentamente a cabeça (olhar para baixo). [FOTO 5]
(8) Voltar à posição inicial.

Número de repetições: Realizar 1~2 vezes o ciclo das oito contagens, ou 2~4 vezes o ciclo das oito contagens do movimento.

Percepção sensorial do Qi: Sensopercepção de intumescimento ácido na musculatura da região do pescoço.

Indicações terapêuticas: Torcicolos, lesões crônicas dos tecidos moles na região do pescoço (síndrome cervical).

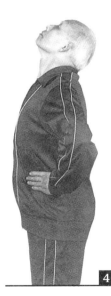

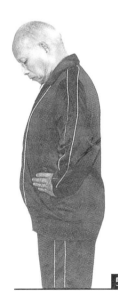

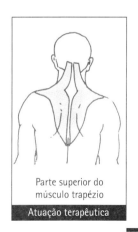

Parte superior do músculo trapézio

Atuação terapêutica

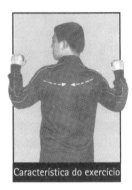

Característica do exercício

1ª série, exercício 2: *Arquear as mãos*

Os requisitos para a correta execução deste exercício são: abrir os braços arqueados com o antebraço perpendicular ao chão, contraindo as cinturas escapulares para aproximar as escápulas o máximo possível da coluna. A atuação terapêutica deste exercício é: exercitar os grupos musculares do pescoço, ombros e parte superior das costas e melhorar a movimentação da cintura escapular, fortalecendo principalmente a função do músculo rombóide. Os erros mais freqüentes na execução deste exercício são: projetar os cotovelos para trás ao abrir os braços, ou elevá-los demais, ou abrir demais os braços. Além disso, deve-se evitar projetar o abdômen para a frente ao contrair os músculos rombóides.

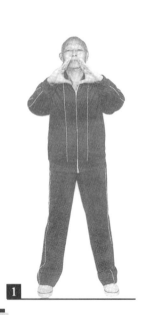

1

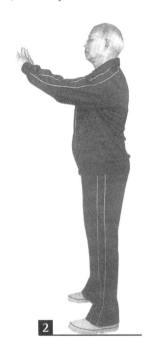

2

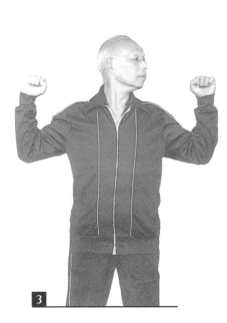

3

Postura de preparação: Pés separados na largura dos ombros, mãos com as palmas estendidas na frente do rosto, formando um triângulo com os polegares e indicadores. Olhar à frente. [FOTOS 1 e 2]

Movimento:
(1) As mãos se afastam lentamente uma da outra, fechando os punhos, até estarem ao lado do tronco (centro das palmas para a frente). Ao mesmo tempo, a cabeça vira para a esquerda (o olhar acompanha a mão esquerda, os antebraços ficam perpendiculares ao chão com os cotovelos pendendo para baixo) [FOTOS 3 e 4]
(2) Voltar à posição inicial.

(3) e (4). Repetir o movimento das etapas 1 e 2, mas para o outro lado. [FOTO 5]

Número de repetições: Realizar 1~2 ciclos das oito contagens ou 2~4 ciclos das oito contagens do movimento.

Percepção sensorial do Qi: Ao abrir os braços, mantendo a coluna ereta e girando a cabeça, existe a sensação de intumescimento ácido nos músculos do pescoço, ombros e tórax, a qual pode se irradiar para os músculos dos braços junto com uma sensação agradável na região do peito.

Indicações terapêuticas: Dores e enriquecimento da nuca, dos ombros e das costas. Formigamento e sensação de pressão no peito.

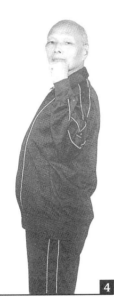
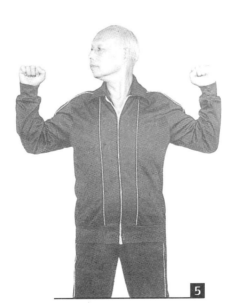
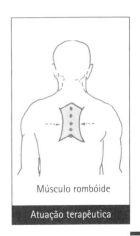

Músculo rombóide

Atuação terapêutica

1ª série, exercício 3: *Estender as palmas para cima*

Os requisitos para a correta execução deste exercício são: esticar os braços para cima, perpendicularmente ao chão, até o seu limite máximo, mas sem levantar os calcanhares do chão, recolhendo o abdômen e expandindo o peito. Ao elevar os braços, os olhos acompanham primeiro um braço e, na segunda vez, o outro. Quando abaixar os braços, relaxar o corpo acompanhando o movimento. Este movimento foi desenvolvido a partir da técnica de alongamento dos membros no Tui-ná, e seu principal objetivo é exercitar os músculos do ombro: o músculo supra-espinal, o músculo deltóide, a cintura escapular etc. Os erros mais freqüentes na execução deste exercício são: os braços não sobem perpendicularmente ao chão, não esticar os braços ou projetar o abdômen para a frente.

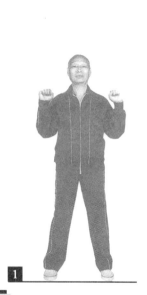
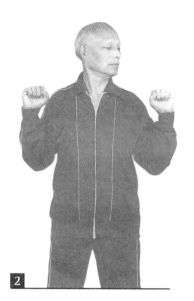
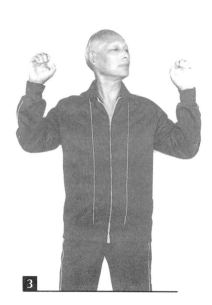

Postura de preparação: Pés separados na largura dos ombros, braços flexionados de maneira natural ao lado do corpo (punhos fechados na altura dos ombros, com o centro das palmas para a frente). [FOTO 1]

Movimento:
(1) As mãos se abrem lentamente à medida que os braços se elevam. Os olhos acompanham a mão esquerda (palmas voltadas para a frente, o olhar acompanhando a mão até o alto). [FOTOS 2, 3 e 4]
(2) Voltar à posição inicial, abaixando os braços e acompanhando a mão esquerda com o olhar.
(3) e (4) Repetir o movimento das etapas (1) e (2), mas com o olhar acompanhando a outra mão. [FOTO 5]

Número de repetições: Realizar 1~2 ciclos das oito contagens ou 2~4 ciclos das oito contagens do movimento.

Percepção sensorial do Qi: Ao levantar os braços, expandir o peito e levantar a cabeça, existe uma sensação de intumescimento ácido na musculatura do pescoço, dos ombros, da região lombar e das costas.

Indicação terapêutica: Dores no pescoço, nos ombros, na região lombar e nas costas. Disfunções da articulação dos ombros, como periartrite e dificuldade para levantar os braços.

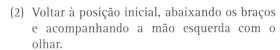

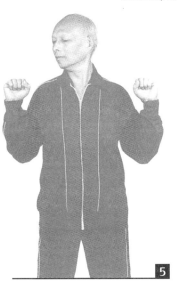

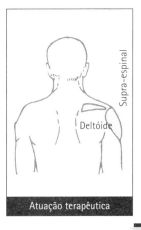

Atuação terapêutica

53

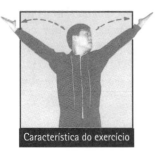

Característica do exercício

1ª série, exercício 4: *Expandir o peito*

Os requisitos para a correta execução deste exercício são: a abertura dos braços para cima e para trás, com utilização completa do Nei Jing (força interna), permitindo que a articulação do ombro atinja o limite de sua amplitude de movimento. Além disso, deve-se ter cuidado para não projetar o abdômen ou flexionar os braços. Primeiro, o olhar acompanha o movimento de elevação dos braços; depois, alterna entre acompanhar o movimento da palma da mão esquerda e da mão direita, a cada vez que é executado o movimento, até o retorno à postura inicial. A atuação terapêutica deste exercício é: o movimento de rotação e abertura dos braços aumenta a amplitude de movimento da articulação dos ombros, exercitando e recuperando as funções dos músculos do pescoço e dos ombros, tais como o redondo maior, o serrátil anterior, o coracobraquial etc.

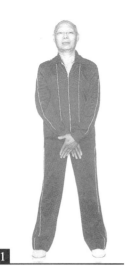

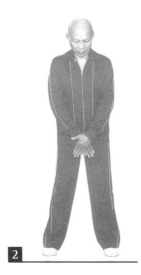

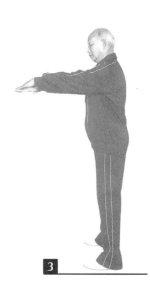

Postura de preparação: Pés separados na largura dos ombros, mãos sobrepostas na frente do corpo (mão esquerda na frente ou mão enferma em cima da mão saudável). [FOTO 1]

Movimento:
(1) O olhar acompanha a elevação das mãos sobrepostas (olhar para o alto). [FOTOS 2, 3 e 4]
(2) Girar as mãos até as palmas se voltarem para cima, traçando uma curva pela lateral do corpo por trás da linha dos ombros. O olhar acompanha a mão esquerda.
Levar o movimento até a posição inicial de preparação (mas com a mão direita à frente). [FOTO 5]

(3) e (4) Repetir as etapas (1) e (2), mas com o olhar acompanhando a mão direita.

Número de repetições: Realizar 1~2 ciclos das oito contagens ou 2~4 ciclos das oito contagens do movimento.

Percepção sensorial do Qi: Ao levantar os braços e a cabeça, existe uma sensação de intumescimento ácido na musculatura do pescoço, dos ombros e da região lombar.

Indicações terapêuticas: Periartrite ou obstrução da articulação do ombro, e dores no pescoço, na região lombar e nas costas.

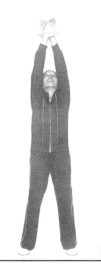

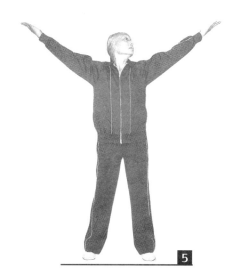

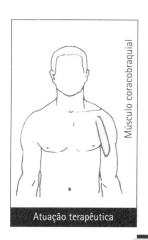

Atuação terapêutica

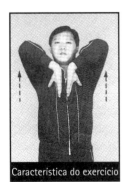
Característica do exercício

1ª série, exercício 5: *Despregar as asas*

Os requisitos para a correta execução deste exercício são: primeiro, elevar os cotovelos por trás da linha lateral do corpo a partir do movimento dos braços e da articulação dos cotovelos, trazendo o movimento até a parte anterior do corpo. Nesse ponto, os cotovelos devem estar mais altos que as sobrancelhas, os pulsos relaxados. Depois, os cotovelos são abaixados, os braços se recolhem em direção às laterais do corpo, as mãos, que estavam com os pulsos flexionados para baixo, ficam estendidas com as palmas pressionando para baixo e os braços descem até retornar à postura original. Deve-se prestar atenção à troca do olhar que acompanha o cotovelo esquerdo e o direito, alternadamente. Quando as mãos pressionam para baixo, o olhar está voltado para a frente. Preste atenção para não deixar que as mãos encostem na região lombar e nas costas, nem tensione os ombros. Este exercício foi projetado para melhorar o movimento da articulação dos ombros, tendo se desenvolvido a partir de manobras do Tui-ná, mas, em vez de ser realizado pelo terapeuta, é executado de maneira ativa pelo praticante.

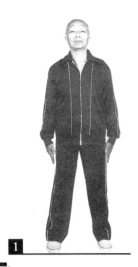
1

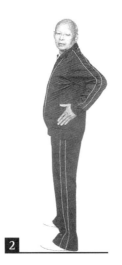
2

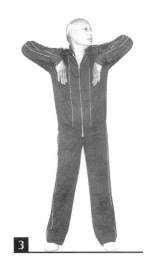
3

Postura de preparação: Pés separados na largura dos ombros. [FOTO 1]

Movimento:
(1) Flexionar os braços e levantá-los a partir do cotovelo, fazendo uma curva por trás da linha lateral do corpo, "abrindo as asas". A cabeça vira para a esquerda, acompanhando com o olhar o movimento do cotovelo, até voltar o olhar para a frente (no momento em que os cotovelos estiverem acima do nível das sobrancelhas e as mãos pendendo para baixo, com seus dorsos voltados um para o outro). [FOTOS 2, 3 e 4]
(2) As mãos ficam estendidas na frente do rosto (com os centros das palmas voltados um para o outro). Os braços descem lentamente pela frente do corpo e voltam à postura de preparação. [FOTOS 5 e 6]
(3) e (4) Repetir as etapas (1) e (2), mas com o olhar acompanhando o cotovelo direito.

Número de repetições: Realizar 1~2 ciclos das oito contagens ou 2~4 ciclos das oito contagens do movimento.

Percepção sensorial do Qi: No momento em que se elevam os cotovelos, existe uma sensação de intumescimento ácido na musculatura dos ombros e do tórax.

Indicação terapêutica: Rigidez nos ombros e obstrução dos movimentos dos membros superiores, como "ombros congelados" etc.

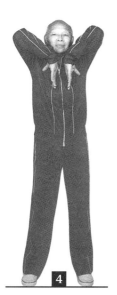
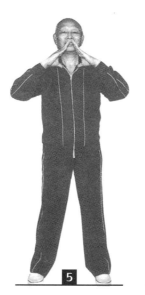
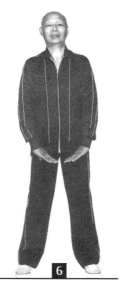
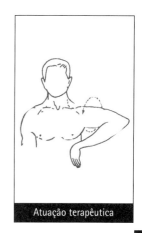

Atuação terapêutica

1ª série, exercício 6: *Levantar o braço de ferro*

Os requisitos para a correta execução deste exercício são: levantar uma mão até o seu limite, enquanto a outra fica encostada à região lombar. À medida que se alterna o movimento das mãos, elas se posicionam cada vez mais acima das costas, até a altura das vértebras torácicas. O olhar sempre acompanha a mão que sobe. A atuação terapêutica deste exercício é: ampliar o movimento de articulação do ombro, exercitar os músculos serrátil anterior, redondo maior e menor, grande dorsal etc., melhorando o tônus muscular e o movimento de rotação do braço para trás. Os erros mais freqüentes na execução deste exercício são: os braços não se elevam retos, inclinar o corpo ou girá-lo, inclinar a cabeça.

Característica do exercício

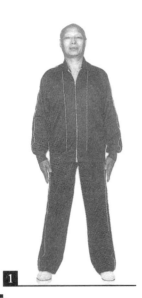

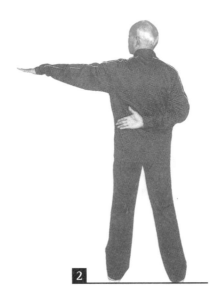

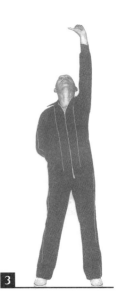

Postura de preparação: Pés separados na largura dos ombros. [FOTO 1]

Movimento:
(1) O olhar acompanha o movimento da mão esquerda, que se eleva pela linha lateral do corpo com o braço estendido (olhar para cima quando a mão chega ao limite do movimento). Ao mesmo tempo, a mão direita se posiciona atrás do corpo com o braço flexionado e o dorso da mão encostado na região lombar. [FOTOS 2, 3 e 4]
(2) O olhar acompanha a mão esquerda, que desce pela linha lateral do corpo até se posicionar acima da mão direita com o braço flexionado e o dorso encostado na região lombar. É importante que a mão esquerda fique em um ponto mais elevado do que a direita. [FOTO 5]
(3) e (4) Repetir as etapas (1) e (2), mas levantando a mão direita.

Número de repetições: Realizar 1~2 ciclos das oito etapas ou 2~4 ciclos das oito contagens do movimento.

Percepção sensorial do Qi: No momento em que a mão se eleva ao seu limite, empurrando para cima, existe uma sensação de alívio e de intumescimento ácido da musculatura do pescoço e dos ombros.

Indicação terapêutica: Rigidez da articulação e obstrução do movimento dos ombros. Dores no pescoço, nos ombros e na região lombar. Sensação de gases na região abdominal.

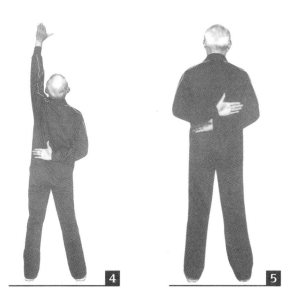

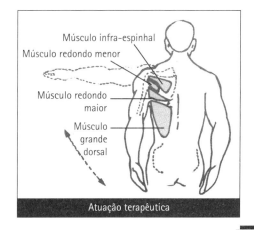

Atuação terapêutica

59

第二套 防治腰背痛的练功法

2ª série: Exercícios para prevenção e tratamento de dores nas costas

Esta série de exercícios foi projetada especificamente para tratar de síndromes de dores nas costas. Os movimentos, portanto, são específicos para a região torácica e lombar. O objetivo é, por meio de movimentos da cintura, costas, quadril e pernas, eliminar espasmos do músculo eretor da espinha e do músculo psoas maior, relaxando e eliminando aderências dos músculos da região torácica e lombar e "liberando" as articulações da coluna e quadril, reduzindo os sintomas de dores e fortalecendo a musculatura. Esta série também corrige desvios na coluna, como escoliose, lordose e cifose.

As dores nas costas estão relacionadas a dores nos tecidos moles da região lateral da coluna lombar. Os casos mais comuns são: lesão aguda, desgaste da musculatura, dores nas costas causadas por vento frio e umidade, hérnia de disco etc.

(1) Lesão aguda: Geralmente causada por levantar ou carregar objetos pesados, uso inadequado da força, postura incorreta ou movimentos exagerados que fazem a coluna realizar movimentos de flexão ou rotação além dos seus limites normais. Outra causa é – já existindo o cansaço, adicionado ao frio – realizar movimentos bruscos e involuntários como: tossir, espirrar ou ainda girar ou flexionar a coluna para pegar objetos. As dores mais comuns neste tipo de lesão se localizam nas articulações das regiões lombar, no quadril e ao longo da lateral da coluna (músculo eretor da coluna).

(2) Desgaste da musculatura da região lombar: Causada pelo quadro crônico de dores da região lombar. Geralmente se apresenta em pessoas que trabalham curvadas. Por permanecerem muito tempo na mesma posição, a musculatura e os ligamentos da região lombar permanecem muito tempo tensionados e, com isso, ocasionam pequenas lesões que não são tratadas imediatamente. As principais manifestações patológicas são espasmos musculares, fissuras e aderências das fibras musculares; também podem ocorrer alterações orgânicas, tornando o quadro persistente.

(3) Dores nas costas causadas por efeitos nocivos do vento frio e da umidade: Síndromes causadas pela ação do vento frio e da umidade na região das costas. São consideradas um tipo de reumatismo. A maioria das pessoas que sofre dessa doença não tem um histórico de casos agudos. Além da dor nas costas, esse quadro geralmente vem acompanhado de dores nos ombros, nas pernas, nos joelhos etc. – uma dor às vezes forte, às vezes fraca, que piora em dias ventosos, frios e úmidos, e antes das mudanças de clima e de estação. Em geral, o histórico é antigo e a doença se desenvolveu lentamente, com períodos de melhora seguidos de crises de dor. Nas chapas de radiografia, pode-se perceber diferentes níveis de osteófitos vertebrais na região lombar ou escoliose.

(4) Hérnia de disco: Causada pela compressão dos ligamentos longitudinais posteriores da espinha. À medida que o quadro se agrava, a raiz nervosa é comprimida e a dor irradia para os quadris e as pernas, produzindo sintomas de dor no nervo ciático. A região em que se localizam a dor e a sensibilidade à compressão limita-se à 4ª e 5ª vértebras lombares, com protusão de massa entre ou acima delas, que pode causar espasmos no músculo eretor da coluna, obstruindo o movimento.

2ª série, exercício 7: *Empurrar o céu e inclinar para o lado*

Os requisitos para a correta execução deste exercício são: ao empurrar para cima, relaxe a musculatura lombar (de acordo com o princípio da alternância entre tensão e relaxamento) e, ao inclinar para o lado, olhe para a frente, mantenha os braços retos e se incline até o limite de movimento, ao mesmo tempo que mantém imóveis as articulações dos ombros e dos quadris, para não girar o tronco, e as pernas esticadas. A atuação terapêutica deste exercício é: treinar a musculatura lateral da coluna, do músculo eretor da espinha, do trapézio, da grande dorsal etc., permitindo plenitude de movimentos ao esticar a coluna e incliná-la para os lados, corrigindo os ossos e equilibrando a musculatura. Os erros mais freqüentes na execução deste exercício são: os braços não permanecem esticados, flexionar os joelhos, arquear os ombros ou girar o tronco.

Característica do exercício

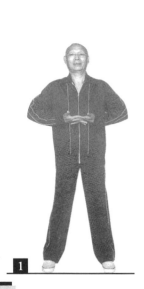
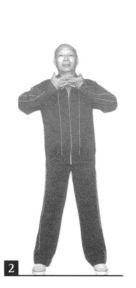
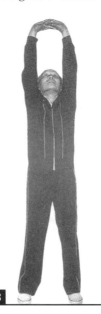
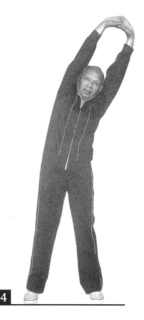

Postura de preparação: Pés separados na largura dos ombros. Mãos posicionadas na altura do ventre, com os dedos entrelaçados (palmas para cima). [FOTO 1]

Movimento:
(1) Levantar os braços até a altura do queixo e, então, virar as palmas, empurrando para cima (expandir o peito, levantar a cabeça e manter as palmas para cima). [FOTOS 2 e 3]
(2) Os braços conduzem o tronco, fazendo-o inclinar uma vez para a esquerda (com o olhar para a frente). [FOTO 4]
(3) Inclinar mais uma vez para a esquerda.
(4) As palmas viram para baixo e se separam, descendo pelas laterais do corpo até voltar à postura de preparação. [FOTO 5]
(5) a (8) Repetir as etapas (1) a (4), mas para o outro lado. [FOTO 6]

Número de repetições: Realizar 1~2 ciclos das oito contagens ou 2~4 ciclos das oito contagens do movimento.

Percepção sensorial do Qi: O pescoço, a região lombar e as laterais da coluna apresentam uma nítida sensação de intumescimento ácido, que se irradia para ombros, braços e dedos.

Indicação terapêutica: Rigidez no pescoço e na cintura, dificuldade de movimentação das articulações dos ombros, dos cotovelos e da coluna; escoliose.

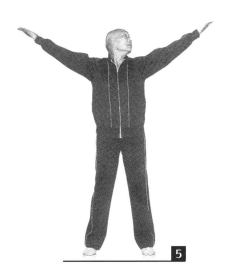

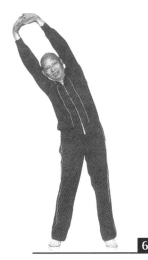

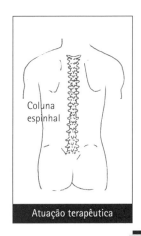

Atuação terapêutica

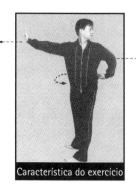
Característica do exercício

2ª série, exercício 8: *Girar a cintura e projetar as palmas*

Os requisitos para a correta execução deste exercício são: manter o tronco ereto ao girar a cintura e projetar as palmas, sem dobrar o tronco para a frente ou para trás. Ao girar a cintura, um braço é projetado estendido na linha lateral do corpo, enquanto o outro permanece dobrado, projetando o cotovelo para trás também na linha lateral do corpo. Isso permite que a cintura gire o máximo possível; para tanto, os braços devem estar alinhados. Além disso, as pernas também devem estar esticadas e o olhar voltado para trás. A atuação terapêutica deste exercício é: treinar os músculos que estão ao lado da coluna espinhal, como o músculo multífido, aumentar a capacidade de rotação das vértebras lombares, melhorando o tônus muscular, estabilizando a coluna e corrigindo desvios tais como a escoliose. Os erros mais freqüentes na execução deste exercício são: não manter o tronco alinhado ao girar a cintura, curvar-se para a frente, não girar a cintura o suficiente e não manter os braços na frente e atrás do corpo alinhados com a linha lateral do corpo.

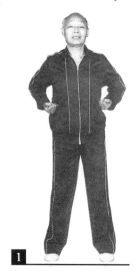
1

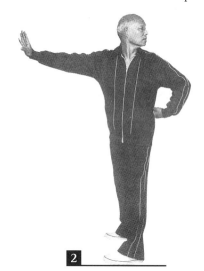
2

Posição de preparação: Pés separados na largura dos ombros e punhos posicionados na altura do quadril. [FOTO 1]

Movimento:
(1) O punho direito abre-se lentamente em forma de palma e empurra para a frente (com o centro da palma voltado para a frente). Ao mesmo tempo, a cintura gira para a esquerda e o cotovelo esquerdo é apontado para trás, ficando alinhado com o braço direito, que está na frente. Olhar para trás pelo lado esquerdo. [FOTO 2]

(2) Voltar à posição de preparação.
(3) e (4) Repetir as etapas (1) e (2), mas para o outro lado. [FOTO 3]

Número de repetições: Realizar 1~2 ciclos das oito contagens ou 2~4 ciclos das oito contagens do movimento.

Percepção sensorial do Qi: Ao girar a cintura, existe uma sensação de intumescimento ácido da musculatura do pescoço, dos ombros, da cintura e das costas.

Indicação terapêutica: Lesões dos tecidos moles do pescoço, dos ombros, das costas e da cintura, acompanhadas de adormecimento nos braços e nas mãos; atrofia muscular etc.

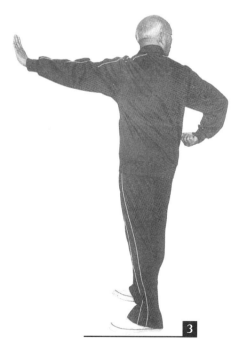

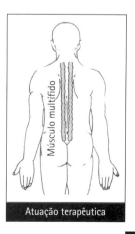

Atuação terapêutica

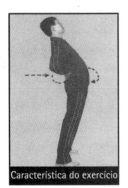
Característica do exercício

2ª série, exercício 9: *Rodar a cintura com as mãos nos rins*

Os requisitos para a correta execução deste exercício são: realizar um círculo o mais amplo possível com os quadris, e o menor possível com a cabeça e parte superior do tronco. O movimento de rotação da cintura deve ser lento, contínuo e equilibrado, sem interrupções. Deve-se manter as pernas eretas, sem flexionar os joelhos, acompanhando com as pernas a rotação da cintura. Quando se chega à etapa (4) ou (8) do exercício, toda a musculatura da região da cintura já está relaxada, pois esse movimento trabalha o retesamento e o relaxamento de todos os músculos envolvidos, equilibrando-os. A atuação terapêutica deste exercício é: fazer com que a 4ª e a 5ª articulações vertebrais da coluna lombar se movimentem sem atrito, especialmente para melhorar o alongamento da coluna e fortalecer o músculo eretor da espinha, e ainda manter ou corrigir a curvatura fisiológica da coluna lombar.

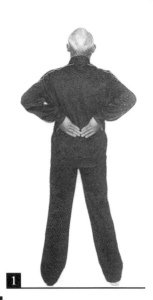
1

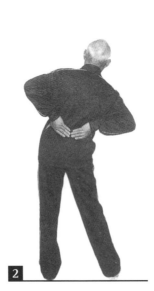
2

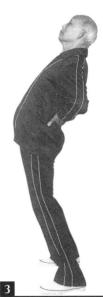
3

Postura de preparação: Pés separados na largura dos ombros, palmas posicionadas sobre a região lombar com os polegares para a frente e dedos médios sobre a 4ª e a 5ª articulações vertebrais. [FOTO 1]

Movimento:

(1) a (4): Empurrar com as mãos a bacia, fazendo-a girar no sentido horário e seguindo a cadência (1-esquerda, 2-frente, 3-direita, 4-atrás). [FOTOS 2, 3, 4 e 5]

Número de repetições: Realizar 1~2 ciclos das oito contagens ou 2~4 ciclos das oito contagens do movimento. Primeiro, realizar 1~2 ciclos de oito contagens no sentido horário e, depois, 1~2 ciclos das oito contagens do movimento no sentido anti-horário.

Percepção sensorial do Qi: Nítida sensação de intumescimento ácido da musculatura da região lombar.

Indicações terapêuticas: Torção aguda ou dor crônica na cintura. Dores provenientes de lesões provocadas por permanência prolongada numa mesma posição de trabalho.

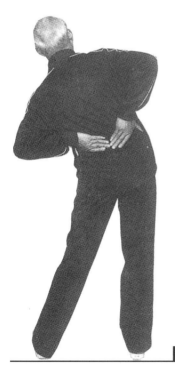

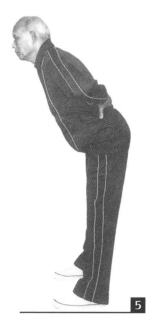

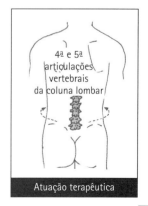

Atuação terapêutica

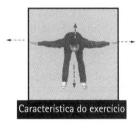

Característica do exercício

2ª série, exercício 10: *Abrir os braços e flexionar o tronco*

Os requisitos para a correta execução deste exercício são: manter os braços na mesma linha do ombro e relaxados ao flexionar o tronco, levantar a cabeça ao mesmo tempo que abaixa o tronco; depois, os braços descem lentamente e as mãos ficam sobrepostas. Levantam-se os braços até a altura das orelhas para finalmente levantar o tronco. Além desses requisitos, lembre-se de manter as pernas retas e, no momento em que flexionar o tronco, procure tocar o chão com a ponta dos dedos. A atuação terapêutica deste exercício é: fortalecer os músculos do tronco, como o músculo eretor da espinha e o grande dorsal, e os ligamentos supra-espinal, inter-espinal e longitudinal posterior, e melhorar a mobilidade das articulações lombares. Os erros mais freqüentes na execução deste exercício são: tensionar os braços ou mantê-los fora da linha dos ombros, abaixar a cabeça ou arquear os braços para trás.

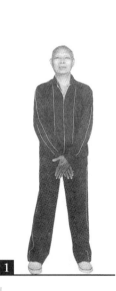
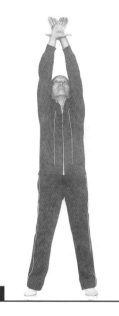
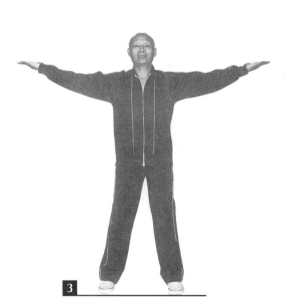

Postura de preparação: Pés separados na largura dos ombros e mãos sobrepostas e posicionadas à frente do corpo (mão esquerda por fora e palmas voltadas para dentro). [FOTO 1]

Movimento:
(1) As mãos se elevam sobrepostas e, com os braços estendidos, a cabeça acompanha o movimento das mãos e o peito se expande (o olhar para cima). [FOTO 2]
(2) As mãos se separam e giram até as palmas ficarem para cima, ao mesmo tempo que descem até a altura dos ombros com os braços estendidos. [FOTO 3]
(3) As palmas se voltam para baixo, ao mesmo tempo que o tronco é flexionado para a frente (com as palmas voltadas para baixo e a cabeça erguida). [FOTO 4]
(4) As mãos descem até o chão, ficando sobrepostas (os dedos devem tocar o chão, com a mão direita por fora e a cabeça erguida). [FOTO 5]

(5) a (8) Repetir as etapas de (1) a (4), mas o movimento (5) deve ser feito conforme foi mostrado na FOTO 6, isto é, elevar os braços estendidos na frente do corpo até em cima. Ao final, voltar à postura de preparação.

Número de repetições: Realizar 1~2 ciclos das oito contagens ou 2~4 ciclos das oito contagens do movimento.

Percepção sensorial do Qi: Ao levantar os braços e olhar para cima, existe uma sensação de intumescimento ácido da musculatura da cintura. Ao tocar os dedos no chão, existe o intumescimento ácido na musculatura da parte posterior das pernas.

Indicação terapêutica: Dores no pescoço, nos ombros, nas costas e na cintura.

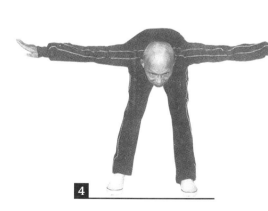
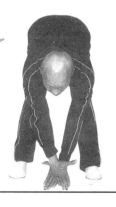
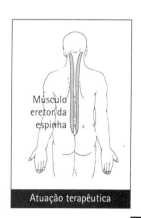

Atuação terapêutica

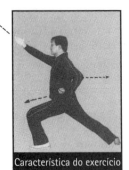

Característica do exercício

2ª série, exercício 11: *Espetar com a palma para o lado*

Os requisitos para a correta execução deste exercício são: abertura grande das pernas, manter firme a postura das pernas; manter o tronco ereto, a perna de trás estendida, o tornozelo firme e o braço da palma que espeta estendido. Deve-se manter o princípio das três "retas": tronco reto, perna reta e braço reto. Enquanto uma palma espeta para um lado, o outro braço permanece flexionado ao lado do corpo, mas também projetando o cotovelo na direção oposta à da palma, mobilizando o Nei Jing (energia interior) para que o tronco, ao girar, produza uma percepção intensa do Qi. Este exercício foi desenvolvido a partir de manobras de Tui-ná. Treina principalmente a musculatura da cintura, das costas e das pernas, e a mobilidade das articulações posteriores da coluna lombar. É eficaz para corrigir desvios e desordens dessas articulações e para tratar o espessamento da membrana sinovial. Os erros mais freqüentes na execução deste exercício são: abertura das pernas pequena demais, inclinar o tronco para a frente, manter muito baixa ou muito alta a palma que espeta, perna de trás flexionada e girar o tornozelo para dentro.

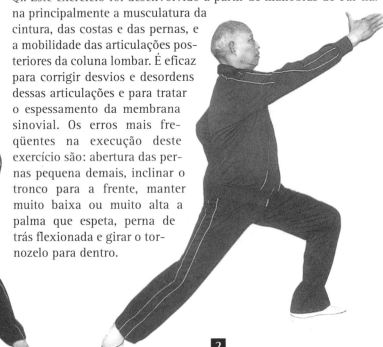

Postura de preparação: Pés separados em abertura grande (largura de dois ombros) e punhos posicionados na altura do quadril. [FOTO 1]

Movimento:
(1) O pé esquerdo gira 90° para a esquerda, o tronco gira para a esquerda, formando a postura do arco e flecha, ao mesmo tempo que a mão direita se abre e espeta para o lado esquerdo e o cotovelo esquerdo se projeta no sentido oposto (o polegar da palma que espeta deve estar na altura do topo da cabeça). [FOTO 2]
(2) Voltar à postura de preparação.
(3) e (4) Repetir as etapas (1) e (2), mas para o outro lado. [FOTO 3]

Número de repetições: Realizar 1~2 ciclos das oito contagens ou 2~4 ciclos das oito contagens do movimento.

Percepção sensorial do Qi: Sensação intensa de intumescimento ácido na musculatura da cintura e das pernas.

Indicações terapêuticas: Dores no pescoço, nos ombros, nas costas e na cintura e desordens das articulações posteriores da espinha.

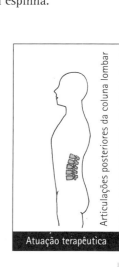
Atuação terapêutica

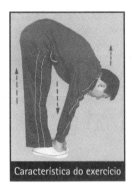
Característica do exercício

2ª série, exercício 12: *Tocar os pés com as mãos*

Os requisitos para a correta execução deste exercício são: levantar a cabeça ao flexionar o tronco para a frente e manter os braços firmemente junto das orelhas. Depois, lentamente, levar as mãos até os pés, parar um pouco nessa posição e então voltar à postura de preparação. Deve-se ter o cuidado de manter as pernas estendidas e procurar ao máximo tocar as mãos nos pés. O movimento deve ser lento, contínuo e equilibrado. A atuação terapêutica deste exercício é: alongar os ligamentos supra-espinal, inter-espinal e longitudinal posterior, e exercitar o músculo eretor da espinha, o músculo grande dorsal, o músculo psoas maior e os músculos dos membros inferiores, tais como o bíceps femural etc. Os erros mais freqüentes na execução deste exercício são: os braços não são abaixados junto com o tronco, flexionar os joelhos e abaixar a cabeça.

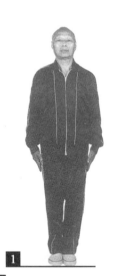
1

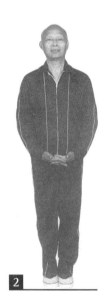
2

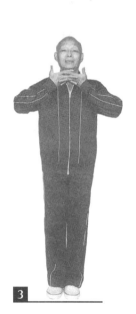
3

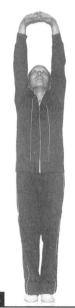
4

Postura de preparação: Postura ereta com os pés juntos. [FOTO 1]

Movimento:
(1) Com os dedos entrelaçados, as mãos se elevam passando pela frente do abdômen (o centro das palmas para cima). Na altura do queixo, as palmas giram para fora e empurram para cima (olhar o dorso das mãos). [FOTOS 2, 3 e 4]
(2) Flexionar o tronco com a cabeça levantada. [FOTO 5]
(3) As mãos pressionam a parte superior dos pés e a cabeça se mantém levantada. [FOTO 6]
(4) Voltar à posição de preparação.

Número de repetições: Realizar 1~2 ciclos das oito contagens ou 2~4 ciclos das contagens do movimento.

Percepção sensorial do Qi: Existe uma sensação de intumescimento ácido na musculatura do pescoço e da cintura quando os braços se elevam. Ela fica ainda mais intensa na cintura e nas pernas quando as mãos tocam os pés.

Indicação terapêutica: Lesões nos tecidos moles da cintura e das pernas, dificuldade para girar a cintura, escoliose, dores, formigamentos e dificuldade para flexionar e estender a coluna.

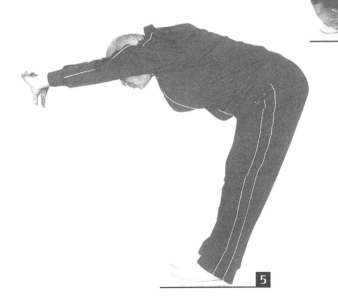

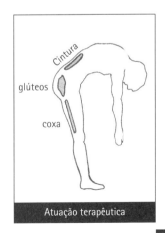

Atuação terapêutica

75

第三套 防治臀腿痛的练功法

3ª série: Exercícios para prevenção e tratamento de dores nos glúteos e nas pernas

Esta série de exercícios foi especialmente desenvolvida para atuar em todos os tipos de síndromes de dores nos glúteos e nas pernas. Portanto, é constituída principalmente de movimentos localizados nessas regiões. Por meio da movimentação das articulações do quadril, dos joelhos e dos tornozelos, seu objetivo é produzir o relaxamento dos tecidos moles dos glúteos e das pernas, evitando aderências e espasmos dessas musculaturas. Esta série também promove a recuperação da mobilidade das articulações dos membros inferiores, fortalece o tônus muscular, corrige desvios da coluna lombar e melhora o quadro dos sintomas de protusão de discos intervertebrais (hérnia de disco).

Síndromes de dores nos glúteos e nas pernas são principalmente as dores localizadas nos glúteos, na parte posterior da coxa, nas partes posterior e externa da panturrilha, nos calcanhares, no dorso dos pés etc. Em geral, são causadas por lesões nos tecidos moles dos glúteos e das pernas, tais como síndrome do músculo piriforme, lesões dos nervos cluneais superiores etc., e por hérnia de disco. Os casos mais comuns são:

(1) Síndrome piriforme: O músculo piriforme é um pequeno músculo localizado na camada profunda da região glútea. A síndrome pode ser causada por movimentos extremados de abrir, fechar ou rodar a articulação da coxa ou por levantar bruscamente de uma posição abaixada. Isso produz uma contratura ou distensão nesse músculo. Depois de lesionado, formam-se hematomas, edemas, espasmos e inchaços que pressionam o nervo ciático, ocasionando a dor. A influência negativa do vento, do frio e da umidade gera obstrução da circulação sangüínea e desequilíbrio do sistema nervoso periférico. É, portanto, outra causa das dores nessas regiões. O paciente sente dores na região lombar ou a sensação de enrijecimento num lado dos glúteos, que se irradia para a parte posterior da coxa e para as partes posterior e externa da panturrilha, gerando dor e adormecimento. Em casos mais graves, a pessoa tem a sensação de que essas regiões estão sendo cortadas com faca; a locomoção torna-se quase impossí-

vel e a flexão do tronco, muito difícil. É comum os pacientes com esses sintomas apresentarem desvios laterais da coluna, que perde sua curvatura fisiológica natural e tensiona toda a musculatura da região. A musculatura dos glúteos e das pernas se atrofia, o que é atestado no exame de elevar a perna estendida, movimento esse que nesses casos se torna difícil e muito dolorido.

(2) Lesão dos nervos clúnios superiores: Essa lesão acontece quando os nervos cluneais superiores "saem do lugar", o que é chamado na Medicina Tradicional Chinesa de "tendão fora do canal". Os sintomas são dor num lado dos glúteos, que se irradia para os membros inferiores. Uma característica desse problema, porém, é que a dor nunca passa dos joelhos. Existe dificuldade para curvar o tronco ou levantar-se da posição sentada.

(3) Protusão de discos intervertebrais, geralmente relacionada com alterações patológicas dos discos intervertebrais. Ocorre protusão de massa, que pressiona as raízes dos nervos e ocasiona dor nervosa reflexa e obstrução da função nervosa. A maioria dos pacientes tem um histórico de lesões na região lombar, como levantar ou carregar muito peso, queda, desgaste gradativo ou exposição ao frio. Em geral, a protusão de discos intervertebrais ocorre nas regiões da coluna que têm movimentação mais ampla, principalmente entre a 4ª e a 5ª vértebras lombares, ou entre a 5ª vértebra lombar e a 1ª vértebra sacral. Outra causa é a degeneração dos discos intervertebrais, acompanhada de pequenas lesões por movimentos. Na experiência clínica, esses casos apresentam os sintomas de dores na cintura e de dor nos glúteos, que se irradia para a parte posterior da coxa e parte externa da panturrilha, podendo chegar até a parte superior externa do pé e aos artelhos. Essa dor costuma ser acompanhada de dormência, dificuldade de movimento da cintura, escoliose na coluna dorsal e extremidades frias. A protusão dos discos intervertebrais lombares apresenta forte sensação de dor e resultado positivo em exame de elevação da perna estendida.

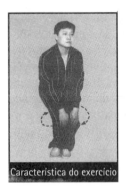

Característica do exercício

3ª série, exercício 13: *Rodar os joelhos à esquerda e à direita*

Os requisitos para a correta execução deste exercício são: movimento lento, contínuo e equilibrado de rotação dos joelhos, mas mobilizando o Nei Jing (força interna), com a maior amplitude possível e o olhar voltado para a frente. A atuação terapêutica deste exercício é: melhorar as funções das três grandes articulações das pernas, especialmente a mobilidade da articulação do joelho, e fortalecer o tônus dos músculos quadríceps femoral, semitendinoso etc., aumentar a flexibilidade dos ligamentos colaterais interno e externo da articulação do joelho e, com isso, atuar na estabilização da articulação do joelho. Os erros mais freqüentes na execução deste exercício são: realizar somente movimentos de flexão e extensão do joelho, levantar o calcanhar durante a rotação, não manter a mesma velocidade ao longo de toda a execução, separar os pés, abaixar a cabeça, flexionar os braços e apoiar o peso do tronco sobre os joelhos.

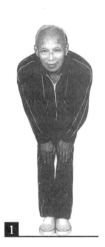

1

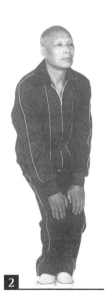

2

Postura de preparação: Pés unidos, tronco flexionado para a frente e mãos colocadas sobre os joelhos (pernas esticadas e olhar voltado para a frente). [FOTO 1]

Movimento:
(1) Nas contagens 1~2, manter as mãos colocadas sobre os joelhos, flexionar os joelhos e realizar uma rotação no sentido horário, voltando depois à posição de preparação. [FOTOS 2, 3 e 4]

Número de repetições: Realizar 1~2 ciclos das oito contagens ou 2~4 ciclos das oito contagens do movimento. Primeiro realizar 1~2 ciclos de oito contagens no sentido horário e, depois, realizar 1~2 ciclos das oito contagens do movimento no sentido anti-horário.

Percepção sensorial do Qi: Existe uma sensação de intumescimento ácido na musculatura dos joelhos e dos tornozelos quando se realiza o movimento de rotação dos joelhos.

Indicação terapêutica: Dores nas articulações dos joelhos e tornozelos. Fraqueza, lesão dos tecidos conectivos (coxim gorduroso) e lesões dos ligamentos colaterais internos e externos das articulações dos joelhos.

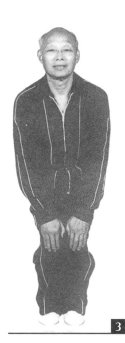
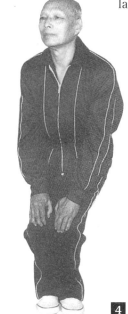
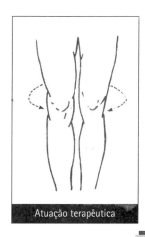

Atuação terapêutica

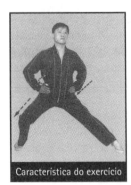

Característica do exercício

3ª série, exercício 14: *Flexionar a perna e girar o tronco*

Os requisitos para a correta execução deste exercício são: a abertura grande dos pés, o joelho flexionado alinhado com a ponta do pé, procurar "sentar" sobre a perna, manter os pés paralelos com as pontas voltadas para a frente. A atuação terapêutica deste exercício é: exercitar os músculos da coxa, aumentando a elasticidade dos músculos adutores e o tônus do músculo quadríceps femoral, melhorando a função de abdução e adução dos membros inferiores e estabilizando a articulação do quadril. Os erros mais freqüentes na execução deste exercício são: separar pouco as pernas, não flexionar as pernas o suficiente, mantendo a base muito alta, inclinar o tronco para a frente, girar a cabeça, abrir a ponta dos pés para fora etc.

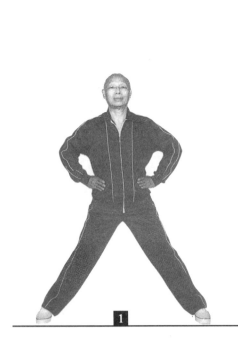

1

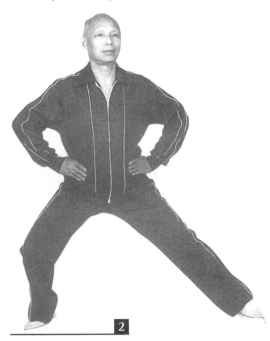

2

Postura de preparação: Pés abertos na largura de dois ombros e as mãos segurando a cintura. [FOTO 1]

Movimento:
(1) A perna direita é flexionada lentamente, formando a "postura de descida", ao mesmo tempo que o tronco gira 45° para a esquerda. [FOTO 2]
(2) Voltar lentamente à postura de preparação.
(3) e (4) Repetir as etapas (1) e (2), mas para o outro lado. [FOTO 3]

Número de repetições: Realizar 1~2 ciclos das oito contagens ou 2~4 ciclos das oito contagens do movimento.

Percepção sensorial do Qi: Existe uma sensação de intumescimento ácido nos músculos adutores e quadríceps ao estender uma perna e flexionar a outra na "postura de descida".

Indicação terapêutica: Dor na cintura, nos glúteos e nas pernas, dificuldade de movimento das articulações do quadril, joelhos e tornozelos, lesões dos músculos adutores, atrofia dos músculos das pernas, causando dificuldade para caminhar.

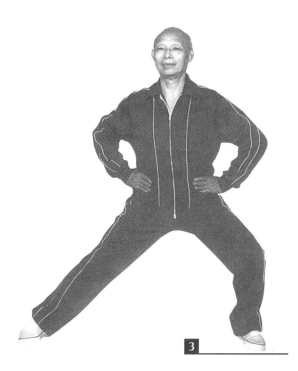

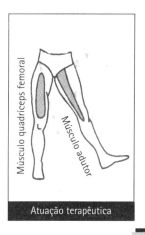

Atuação terapêutica

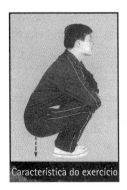
Característica do exercício

3ª série, exercício 15: *Flexionar e esticar as pernas*

Os requisitos para a correta execução deste exercício são: inclinar-se com as pernas unidas, relaxar ao máximo os músculos dos glúteos e das pernas e agachar-se olhando para a frente. Ao levantar, pressionar o peito do pé com as mãos. Este exercício foi desenvolvido a partir das manobras de flexionar e estender as pernas e o quadril no Tui-ná. Por isso, tem como objetivo exercitar e melhorar o tônus dos músculos: glúteo máximo, bíceps da coxa, semimembranoso, semitendinoso e reto da coxa. Este exercício produz bons resultados em casos de ciática. Os erros mais freqüentes na execução deste exercício são: separar os pés, levantar o quadril e os calcanhares ao agachar-se e abaixar a cabeça.

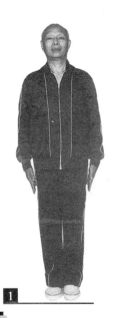
1

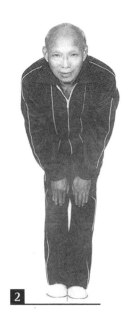
2

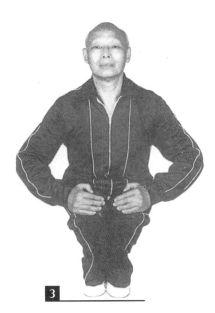
3

Postura de preparação: Corpo ereto e pés juntos. [FOTO 1]

Movimento:
(1) Flexionar o tronco para a frente, colocar as mãos sobre os joelhos (pernas estendidas, olhar para a frente). [FOTO 2]
(2) Com as mãos apoiadas sobre os joelhos, agachar-se totalmente (os cotovelos se abrem, com os dedos de uma mão apontados para os da outra mão; olhar para a frente). [FOTO 3]
(3) As palmas das mãos pressionam o peito do pé (a mão esquerda em cima da mão direita). Depois, esticar as pernas (cabeça levantada). [FOTOS 4 e 5]
(4) Voltar à postura de preparação.
(5) a (8) Repetir as etapas (1) a (4), mas com a mão direita em cima ao pressionar o peito dos pés.

Número de repetições: Realizar 1~2 ciclos das oito contagens ou 2~4 ciclos das oito contagens do movimento.

Percepção sensorial do Qi: Ao agachar-se, existe a sensação de intumescimento ácido na musculatura da parte anterior da coxa e da articulação do joelho; ao esticar as pernas, existe uma sensação nítida de intumescimento ácido na musculatura da parte posterior da coxa e na panturrilha.

Indicação terapêutica: Atrofia muscular devido a dificuldade de movimentação das articulações do quadril e dos joelhos e dificuldade para flexionar e esticar os membros inferiores. Ciática.

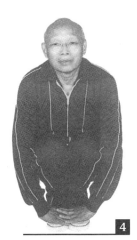
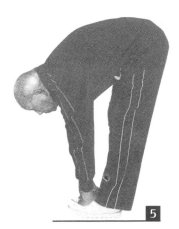
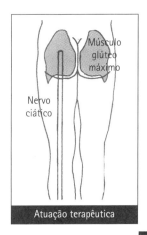

Atuação terapêutica

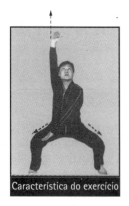

Característica do exercício

3ª série, exercício 16: *Tocar o joelho e levantar a palma*

Os requisitos para a correta execução deste exercício são: abertura média das pernas, manter o tronco ereto ao tocar o joelho e levantar a palma, o braço da mão que levanta deve estar esticado e o da outra mão deve tocar a parte interna do joelho. Este exercício foi desenvolvido a partir da postura de "montar a cavalo", característica das artes marciais chinesas, e tem como principal objetivo exercitar o tônus do músculo quadríceps femoral e estabilizar as três grandes articulações dos membros inferiores. Os erros mais freqüentes na execução deste exercício são: abertura muito pequena das pernas, inclinar o tronco e a cabeça, projetar os glúteos, flexionar o cotovelo etc.

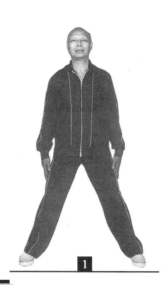
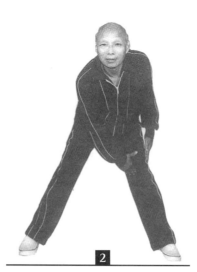
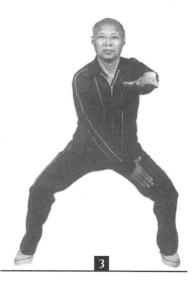

Postura de preparação: Pés separados na largura de um ombro e meio. [FOTO 1]

Movimento:
(1) Flexionar o tronco para a frente, com a mão direita tocando a parte interna do joelho esquerdo (olhar para a frente). [FOTO 2]
(2) Erguer o tronco e flexionar os joelhos, assumindo a postura de "montar a cavalo". Ao mesmo tempo, levantar o braço esquerdo pela frente do corpo até em cima (olhar para cima). [FOTOS 3 e 4]
(3) Flexionar o tronco para a frente, esticar as pernas, com a mão esquerda tocando a parte interna do joelho direito e cruzar os braços (olhar para a frente). [FOTO 5]
(4) Repetir a etapa (2), mas levantando o braço direito à frente do corpo. [FOTO 6]
(5) a (8) Repetir as etapas (1) a (4), trocando novamente as mãos (mão direita tocando a parte interna do joelho esquerdo e cruzando na frente do corpo). Ao final, voltar à postura de preparação.

Número de repetições: Realizar 1~2 ciclos das oito contagens ou 2~4 ciclos das oito contagens do movimento.

Percepção sensorial do Qi: Existe uma sensação nítida de intumescimento ácido no pescoço, nos ombros, na região lombar e nas pernas durante o movimento de tocar o joelho e levantar a palma.

Indicação terapêutica: Dores no pescoço, nos ombros, na cintura e nas pernas e atrofia dos músculos das extremidades inferiores.

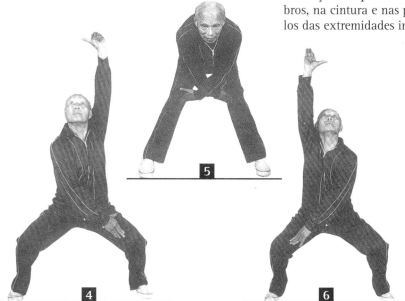

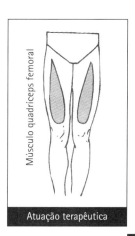

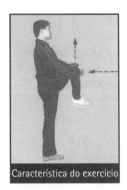

Característica do exercício

3ª série, exercício 17: *Abraçar o joelho contra o peito*

Os requisitos para a correta execução deste exercício são: levantar os braços esticados e ao mesmo tempo expandir o peito com a cabeça ereta; ao abraçar o joelho, procurar aproximá-lo o máximo possível do peito; manter estável o centro de gravidade do corpo. A atuação terapêutica deste exercício é: fortalecer o tônus dos músculos glúteos máximo e dos extensores das pernas, melhorar a estabilidade do corpo e aumentar a amplitude de flexão da articulação do quadril. Os erros mais freqüentes na execução deste exercício são: dar um passo largo demais, flexionar os braços, curvar o tronco ao abraçar o joelho, flexionar o joelho da perna de sustentação, instabilidade do centro de gravidade etc.

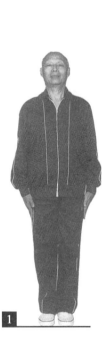
1

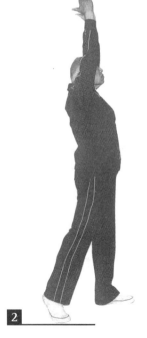
2

Postura de preparação: Pés juntos. [FOTO 1]

Movimento:

(1) O pé esquerdo dá um passo à frente, o peso do corpo é transferido para o pé esquerdo e o calcanhar direito levanta. Ao mesmo tempo, os braços levantam pela frente, o peito se expande e a cabeça levanta, olhando para cima (com as palmas das mãos voltadas uma para a outra). [FOTO 2]

(2) Os braços abaixam pela linha lateral do corpo e, ao mesmo tempo, o joelho direito se ergue e os braços abraçam o joelho contra o peito (mão direita embaixo). A perna esquerda permanece esticada. [FOTOS 3 e 4]

(3) Voltar à posição (1).

(4) Voltar à postura de preparação.

(5) a (8) Repetir as etapas (1) a (4), mas dar o passo com o pé direito e abraçar o joelho esquerdo com a mão esquerda embaixo da direita.

Número de repetições: Realizar 1~2 ciclos das oito contagens ou 2~4 ciclos das oito contagens do movimento.

Percepção sensorial do Qi: Existe uma sensação de intumescimento ácido nos músculos posteriores da perna de sustentação e nos anteriores da perna flexionada.

Indicação terapêutica: Dores nas nádegas e nas pernas, dificuldade na flexão e extensão das pernas.

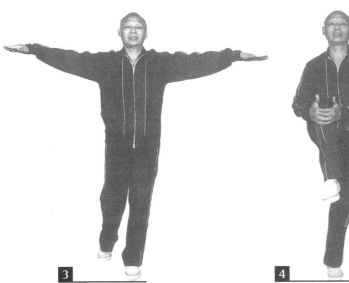
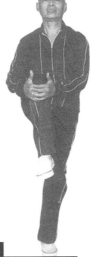
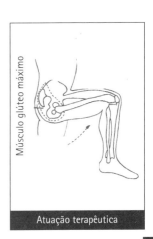

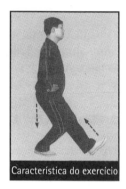

Característica do exercício

3ª série, exercício 18: *Passos marciais*

Os requisitos para a correta execução deste exercício são: distinguir o passo "cheio" do passo "vazio"[1], manter o tronco ereto, manter a face voltada para a frente. O centro de gravidade é transferido para o pé cheio e o pé vazio deve ser recolhido. Além disso, o movimento deve ser lento e contínuo, mantendo o equilíbrio e a naturalidade. Os erros mais freqüentes na execução deste exercício são: a falta de uma distinção clara entre o pé cheio e o pé vazio, projeção do tronco para a frente e não flexionar o tornozelo do pé vazio.

---

1. Passo ou pé "cheio" e "vazio" se referem ao deslocamento do centro de gravidade de uma perna para a outra, "enchendo" ou "esvaziando" com o peso do corpo um dos pés. (N.T.)

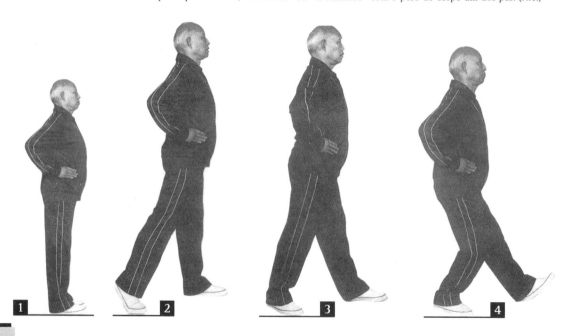

Postura de preparação: Pés juntos, com as mãos segurando a cintura. [FOTO 1]

Movimento:

(1) Avançar um passo com o pé esquerdo, levantar o calcanhar direito, expandir o peito, deslocar o peso para o pé esquerdo. [FOTO 2]

(2) Pousar o calcanhar direito no chão, sentando na perna direita com flexão do joelho, levantar a ponta do pé esquerdo flexionando o tornozelo com o calcanhar apoiado no chão, deslocar o peso para o pé direito. [FOTOS 3 e 4]

(3) Avançar um passo com o pé direito, levantar o calcanhar esquerdo, expandir o peito, deslocar o peso para o pé direito. [FOTO 5]

(4) Pousar o calcanhar esquerdo no chão, sentando na perna esquerda com flexão do joelho, levantar a ponta do pé direito flexionando o tornozelo com o calcanhar apoiado no chão, deslocar o peso para a perna esquerda. [FOTO 6]

(5) Deslocar o centro de gravidade para a perna direita, levantar o calcanhar esquerdo, expandir o peito. [FOTO 5]

(6) Deslocar o peso para a perna esquerda, flexionando o joelho esquerdo; levantar a ponta do pé direito, flexionando o tornozelo com o calcanhar apoiado no chão. [FOTO 6]

(7) Esticar a perna esquerda, recuar um passo com o pé direito, flexionar o joelho direito ao deslocar o peso para a perna direita, levantar a ponta do pé esquerdo flexionando o tornozelo com o calcanhar apoiado no chão. [FOTO 4]

(8) Voltar à posição inicial.

Número de repetições: Realizar 1~2 ciclos das oito contagens ou 2~4 ciclos das oito contagens do movimento. No segundo ciclo, iniciar o movimento com o pé direito.

Percepção sensorial do Qi: Sensação de intumescimento ácido nos músculos da perna que suporta o peso durante o exercício, assim como na cintura.

Indicação terapêutica: Dores nas pernas e limitação dos movimentos de suas articulações.

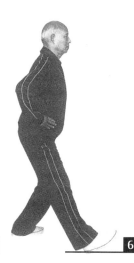
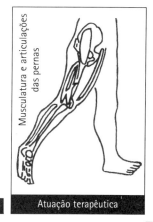

Atuação terapêutica

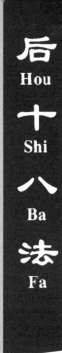

2ª PARTE

Exercícios para prevenção e tratamento de articulações doloridas das extremidades, tenossinovites, cotovelo de tenista e desordens funcionais dos órgãos internos

1ª série: Exercícios para prevenção e tratamento de articulações doloridas das extremidades

Esta série de exercícios foi especialmente desenvolvida para prevenir e tratar dores nas articulações dos braços e das pernas. Por meio de exercícios localizados, visa-se ao relaxamento de contraturas e aderências dos tecidos moles das articulações, permitindo que estas deslizem com facilidade, reduzindo ou eliminando as dores articulares e também melhorando o tônus muscular e possibilitando uma melhora das funções motoras.

As causas mais freqüentes das dores articulares são o vento, o frio, a umidade, esforço repetitivo, lesões etc., que geram um quadro inflamatório. Os casos mais comuns são:

(1) Artrite reumatóide crônica: Este é o quadro mais comum encontrado na prática clínica. Na maioria das vezes, não apresenta histórico de quadro agudo; geralmente o paciente é de meia-idade e sofre dores nos ombros, nos joelhos, na região lombar, nas costas ou nas articulações exigidas em esforços repetitivos. No exame clínico, a área afetada não costuma apresentar inchaço, vermelhidão, sensibilidade ao toque ou limitação das funções, mas a temperatura da pele no local é mais fria. Em alguns casos, há limitação dos movimentos das articulações.

(2) Artrite reumatóide: Este quadro pode se manifestar em articulações periféricas, centrais ou ósseas. Nas articulações periféricas, as regiões mais acometidas pela doença são as pequenas articulações das mãos e dos pés, seguidas pelas articulações dos joelhos, tornozelos e pulsos. No início do quadro, a área afetada apresenta sintoma de dor, inchaço, sensibilidade ao toque e aderência dos tecidos musculares da região. À medida que os músculos da região se contraem, a articulação torna-se cada vez mais pronunciada. Em casos mais avançados, a articulação poderá ficar cada vez mais pronunciada.

(3) Osteoartrite: Geralmente ocorre em adultos com mais de 40 anos e em idosos, afetando principalmente as articulações dos joelhos, do quadril, dos cotovelos, dos dedos e das articulações vertebrais lombares e cervicais. No início do quadro, surgem sintomas de dores nos membros e limitação motora, principalmen-

te ao levantar de manhã. As dores melhoram ao longo do dia, com a movimentação do corpo, mas retornam após desgaste contínuo pelo esforço repetitivo. As articulações desgastadas apresentam pequena sensibilidade ao toque e, em casos mais avançados, apresentam inflamação e inchaço da membrana sinovial e cistos ósseos. A articulação do joelho, por suportar peso e estar em constante movimentação, pode desenvolver um processo degenerativo da própria articulação, dos ligamentos e da membrana sinovial. Isso poderá causar cistos ósseos e, em casos avançados, espessamento e surgimento de esporões e bordas na cartilagem articular, comprimindo os nervos e ocasio-

nando dor. A dor se intensifica nos dias frios e úmidos, dificultando a movimentação. Por causa do desgaste da membrana articular, é possível ouvir um estalo característico quando a pessoa movimenta a articulação afetada.

4. Osteoartrite secundária: É um quadro que se forma a partir de seqüelas de lesões agudas ou por má formação, como fraturas, joelhos valgos, varos, recurvados etc. Tem como causa principal a sobrecarga das articulações por desalinhamento do eixo gravitacional. Manifesta-se como dor local e sensibilidade ao toque, que se intensificam após o esforço, e estalido ao movimentar a articulação.

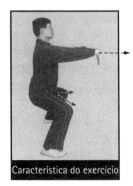

Característica do exercício

1ª série, exercício 1: *Flexionar as pernas e projetar as palmas*

Os requisitos para a correta execução deste exercício são: a postura de "montar a cavalo" (pernas flexionadas) deve estar correta, isto é, o tronco permanece ereto, com as palmas se projetando para a frente em um movimento lento, contínuo, equilibrado e natural, porém vigoroso; os cotovelos não podem estar flexionados, mas o dorso das palmas devem flexionar-se para trás o máximo possível, com as palmas voltadas para o rosto quando o movimento de projeção atingir o limite. A atuação terapêutica deste exercício é: exercitar as articulações dos membros superiores, tais como cotovelos, pulsos e dedos, e dos membros inferiores, tais como quadril, joelhos, tornozelos e artelhos, fortalecendo principalmente os ligamentos e as bainhas musculares dos pulsos, cotovelos e joelhos e aumentando o tônus muscular dos braços e das pernas. Os erros mais freqüentes na execução deste exercício são: postura de "montar a cavalo" errada, isto é, quando o tronco se projeta para a frente, se inclina para o lado ou quando a ponta dos pés se volta para fora.

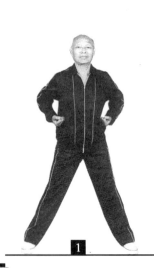
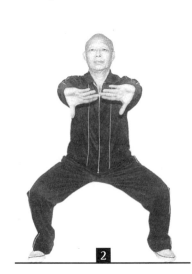
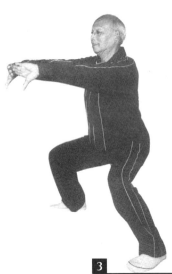

Postura de preparação: Pés separados na largura de um ombro e meio, punhos cerrados colocados na altura do quadril. [FOTO 1]

Movimento:
(1) Flexionar as pernas formando a postura de "montar a cavalo", abrir as palmas e projetá-las para a frente (palmas voltadas para fora e os dedos de uma mão apontando para os dedos da outra mão). [FOTOS 2 e 3]
(2) Girar as palmas e voltar à postura inicial. [FOTO 4]

Número de repetições: Realizar 1~2 ciclos das oito contagens ou 2~4 ciclos das oito contagens do movimento.

Percepção sensorial do Qi: Sensação de intumescimento ácido no dorso das palmas e do músculo quadríceps da coxa.

Indicação terapêutica: Dores nas articulações dos membros, principalmente dores no joelho, e artrites reumatóides crônicas etc.

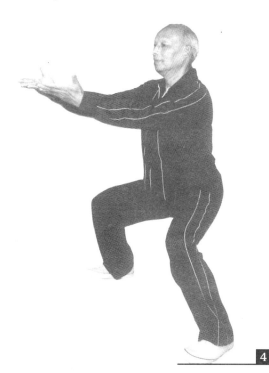

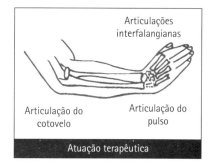

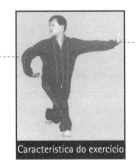

Característica do exercício

1ª série, exercício 2: *Cruzar as pernas e projetar a palma*

Os requisitos para a correta execução deste exercício são: a postura de "pernas cruzadas" deve estar correta, isto é, mantendo o equilíbrio. Como se trata de uma postura de execução mais difícil, os iniciantes não conseguem manter o centro de gravidade bem posicionado na linha central e, desse modo, o corpo fica oscilando ou se inclina para o lado. É importante, portanto, que o executante mantenha o equilíbrio do seu centro de gravidade, conservando a coluna ereta e projetando a palma em um movimento lento, porém vigoroso. Esta é uma das posturas básicas das artes marciais chinesas e visa exercitar a flexão e distensão das três grandes articulações dos membros inferiores (quadril, joelhos, tornozelos), aumentando o tônus de todos os grupos musculares das pernas.

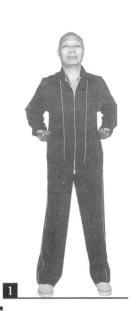

1

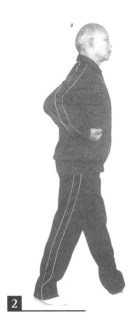

2

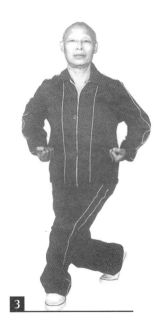

3

Postura de preparação: Pés separados na largura dos ombros, punhos cerrados colocados na altura do quadril. [FOTO 1]

Movimento:
(1) A ponta do pé direito gira 45° para dentro, a ponta do pé esquerdo gira 180° para fora e o tronco acompanha girando 90° para o lado esquerdo. [FOTO 2]
(2) O tronco continua o movimento, girando mais 90°, enquanto os joelhos se flexionam formando a postura de pernas cruzadas. [FOTO 3]
(3) A palma direita se projeta na linha lateral direita do corpo, com a palma voltada para fora. O cotovelo esquerdo projeta-se para a lateral esquerda do corpo. O olhar volta-se para a esquerda. [FOTO 4]
(4) Voltar à posição inicial.
(5) a (8) Repetir as etapas (1) a (4), mas para o lado oposto.

Número de repetições: Realizar 1~2 ciclos das oito contagens ou 2~4 ciclos das oito contagens do movimento.

Percepção sensorial do Qi: Sensação nítida de intumescimento ácido na musculatura das articulações do quadril, dos joelhos e do tornozelo e ao longo da perna.

Indicação terapêutica: Dores nas articulações dos membros superiores e inferiores, no pescoço, nos ombros, na cintura e nas pernas.

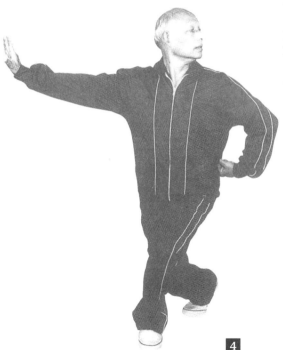

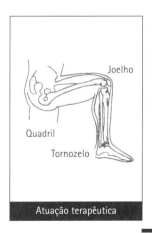

Atuação terapêutica

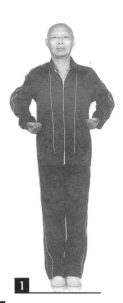

Característica do exercício

1ª série, exercício 3: *Circulando de cima para baixo*

As dores nas articulações das extremidades são fruto do "bloqueio do Qi e da estagnação de sangue, obstruindo a circulação". Os requisitos para a correta execução deste exercício são: manter o tronco ereto quando elevar a mão até o braço atingir a distensão máxima, que deve ser mantida quando o tronco girar para o lado; ao flexionar o tronco, as pernas devem permanecer estendidas, os pés unidos e a cabeça levantada. A atuação terapêutica deste exercício é: conduzir a circulação do Qi e do sangue por meio dos movimentos das articulações e dos músculos dos membros superiores e inferiores, permitindo uma ação terapêutica na raiz do problema. Os erros mais freqüentes na execução deste exercício são: não esticar o braço quando projetar a palma para cima, inclinar o tronco para o lado, flexionar os joelhos etc.

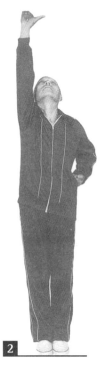

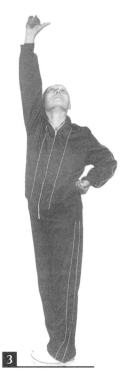

Postura de preparação: Pés unidos e punhos cerrados colocados na altura do quadril. [FOTO 1]

Movimento:
(1) A mão direita se abre lentamente e se projeta para cima (palma e olhar voltados para cima). [FOTO 2]
(2) O tronco gira 90° para a esquerda. [FOTO 3]
(3) O tronco é flexionado para a frente. A mão direita acompanha o movimento desde o ombro esquerdo, descendo até a face externa do tornozelo esquerdo. O olhar acompanha a mão direita e a cabeça permanece levantada (palma voltada para dentro). [FOTOS 4 e 5]
(4) O tronco gira para a direita, a mão direita segue transversalmente do dorso dos pés até a face externa da perna direita, onde acompanha o tronco que se eleva até voltar à postura inicial.
(5) a (8) Repetir etapas (1) a (4), mas pelo lado oposto.

Número de repetições: Realizar 1~2 ciclos das oito contagens ou 2~4 ciclos das oito contagens do movimento.

Percepção sensorial do Qi: Sensação de intumescimento ácido no pescoço, nos ombros, nas costas, na cintura e nas pernas.

Indicação terapêutica: Dores no pescoço, nos ombros, nas costas, na cintura, nas pernas e nas articulações dos membros.

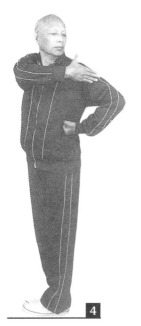
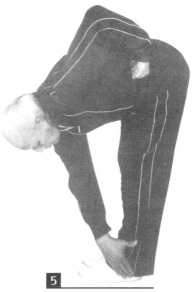
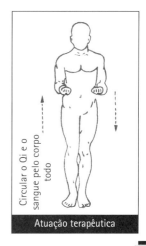

Circular o Qi e o sangue pelo corpo todo

Atuação terapêutica

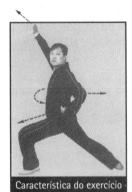

Característica do exercício

1ª série, exercício 4: *Girar o tronco e olhar para trás*

Os requisitos para a correta execução deste exercício são: ao projetar a palma para a frente e para cima, manter o braço estendido, o cotovelo do outro braço apontando para trás e a cintura e as costas eretas. A "postura de arco" das pernas deve ser firme e estável, com a perna de trás permanecendo estendida e os calcanhares apoiados no chão, seguindo o princípio das "três retas" (braço reto, costas retas e pernas retas). A atuação terapêutica deste exercício é: exercitar as funções das articulações dos membros superiores (ombros, cotovelos e pulsos) e inferiores (quadril, joelhos e tornozelos) e equilibrar todas as articulações e grupos musculares dessas regiões. Os erros mais freqüentes na execução deste exercício são: a postura das pernas (postura de arco) não segue a forma correta, levantar o calcanhar do chão, deixar o tronco oscilar para o lado ou inclinar-se para a frente etc.

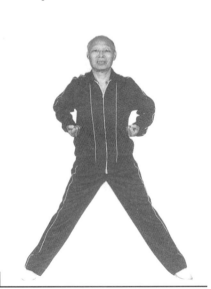

1

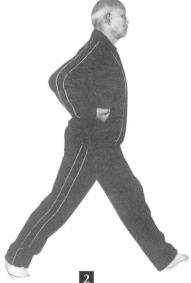

2

Postura de preparação: Pés separados na largura de dois ombros e punhos cerrados colocados na altura do quadril. [FOTO 1]

Movimento:
(1) A ponta do pé direito gira 45° para dentro e a ponta do pé esquerdo gira 150° para fora e para trás. O tronco, ereto, acompanha o movimento girando para a esquerda. [FOTO 2]
(2) O joelho esquerdo é flexionado, formando a "postura de arco". [FOTO 3]
(3) A palma direita projeta-se para a frente e para cima (a palma gira 45° para dentro), alinhando-se com a perna direita. O braço esquerdo, flexionado, aponta para trás acompanhado pelo tronco e pela cabeça. [FOTO 4]
(4) Voltar à posição inicial.
(5) a (8) Repetir as etapas (1) a (4), mas para o lado oposto.

Número de repetições: Realizar 1~2 ciclos das oito contagens ou 2~4 ciclos das oito contagens do movimento.

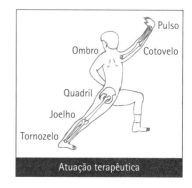

Atuação terapêutica

Percepção sensorial do Qi: Sensação nítida de intumescimento ácido na região do pescoço, dos ombros, da cintura e das pernas.

Indicação terapêutica: Dores nas articulações das extremidades, no pescoço, nos ombros, na cintura e nas pernas.

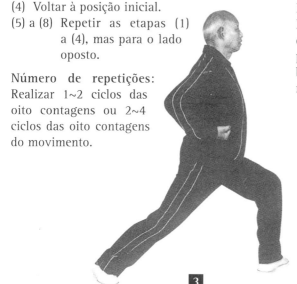
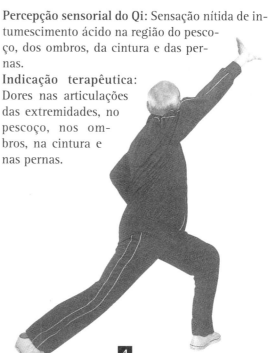

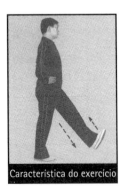

Característica do exercício

1ª série, exercício 5: *Esticar o calcanhar esquerdo e direito*

Os requisitos para a correta execução deste exercício são: ao projetar o calcanhar, manter o equilíbrio do centro de gravidade; o movimento deve ser lento e contínuo, para promover o equilíbrio dos sistemas dos meridianos e permitir a plena circulação do Qi e do sangue pelo corpo, atingindo o efeito "onde chega o Qi, chega a ação terapêutica". A atuação terapêutica deste exercício é: lubrificar as articulações dos membros inferiores (quadril, joelhos, tornozelos, metatarsos e dedos) e aumentar o tônus dos grupos musculares da região. Os erros mais freqüentes na execução deste exercício são: não manter o equilíbrio do centro de gravidade, o que produz uma base instável, inclinar o tronco para os lados, não elevar a perna o suficiente, não esticar o calcanhar com vigor, não flexionar o tornozelo até apontar os dedos para cima etc.

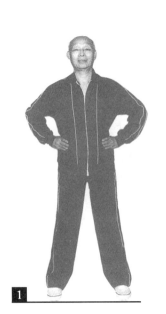
1

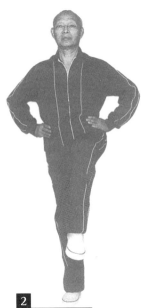
2

Postura de preparação: Pés separados na largura dos ombros e mãos segurando a cintura. [FOTO 1]

Movimento:
(1) Elevar a perna esquerda 90° e depois esticar o calcanhar para a diagonal anterior direita. [FOTOS 2 e 3]
(2) Voltar à posição inicial.
(3) e (4) Repetir as etapas (1) e (2), mas com a perna direita. [FOTO 4]

Número de repetições: Realizar 1~2 ciclos das oito contagens ou 2~4 ciclos das oito contagens do movimento.

Percepção sensorial do Qi: Sensação de intumescimento ácido na perna e no dorso do pé.

Indicação terapêutica: Lesão do coxim gorduroso sob a patela, dor na articulação do joelho, dificuldade de movimentação das articulações dos membros inferiores, fraqueza e atrofia dos músculos das pernas.

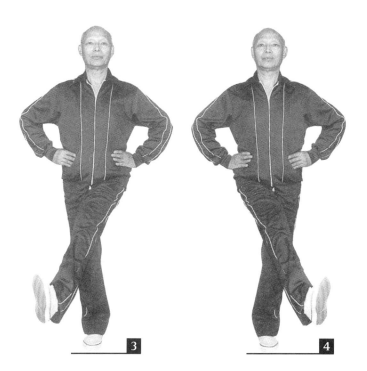

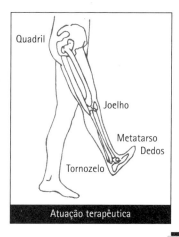

Atuação terapêutica

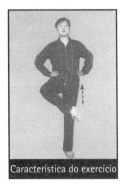

Característica do exercício

1ª série, exercício 6: *Chutar para os quatro lados*

Os requisitos para a correta execução deste exercício são: manter o equilíbrio do centro de gravidade; realizar um movimento pleno e vigoroso, de maneira lenta, contínua e harmoniosa; ao chutar para trás, manter a coxa perpendicular ao chão. A atuação terapêutica deste exercício é: exercitar a função motora das três grandes articulações dos membros inferiores – quadril, joelhos e tornozelos, em todos os ângulos (frente, trás, esquerda e direita) – e aumentar a estabilidade dessas articulações, ao mesmo tempo que permite uma movimentação plena de todos os grupos musculares das pernas, aumentando o tônus muscular. Os erros mais freqüentes na execução deste exercício são: instabilidade da base e do centro de gravidade, inclinar o tronco, falta de vigor ao chutar etc.

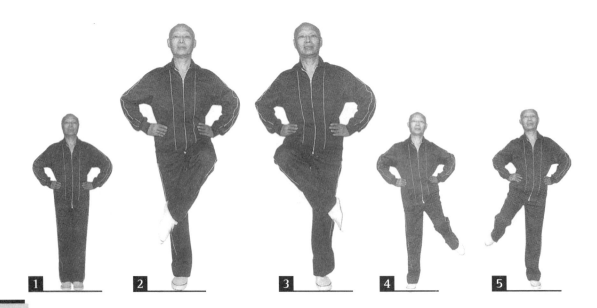

Postura de preparação: Pés unidos e mãos segurando a cintura. [FOTO 1]

Movimento:
(1) Levantar o pé esquerdo e chutar para cima com a face interna do pé e o tornozelo, voltando depois à posição inicial. [FOTO 2]
(2) Levantar o pé direito e chutar para cima com a face interna do pé e o tornozelo, voltando depois à posição inicial. [FOTO 3]
(3) Flexionar o joelho esquerdo e chutar para cima com a face externa do pé e o tornozelo, retornando depois à posição inicial. [FOTO 4]
(4) Flexionar o joelho direito e chutar para cima com a face externa do pé e o tornozelo, retornando depois à posição inicial. [FOTO 5]
(5) Elevar o joelho esquerdo até uma flexão de 90° e chutar para a frente, retornando depois à posição inicial. [FOTO 6]
(6) Elevar o joelho direito até uma flexão de 90° e chutar para a frente, voltando depois à posição inicial. [FOTO 7]
(7) Flexionar o joelho esquerdo e chutar para trás com o calcanhar na direção das nádegas, voltando depois à posição inicial. [FOTO 8]
(8) Flexionar o joelho direito e chutar para trás com o calcanhar na direção das nádegas, voltando depois à posição inicial. [FOTO 9]

Número de repetições: Realizar 1~2 ciclos das oito contagens ou 2~4 ciclos das oito contagens do movimento.

Percepção sensorial do Qi: Sensação de intumescimento ácido na região das pernas.

Indicação terapêutica: Dores no quadril, nos joelhos e nos tornozelos e fraqueza dos membros inferiores.

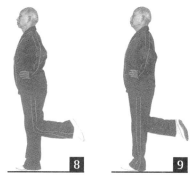

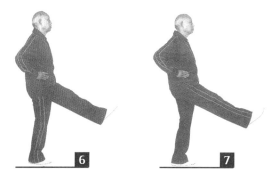

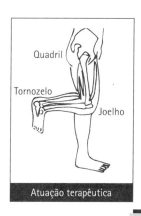

Atuação terapêutica

第二套 防治腱鞘炎、网球肘的练功法

2ª série: Exercícios para prevenção e tratamento de tenossinovites

Esta série de exercícios foi desenvolvida a partir das características patológicas da tenossinovite e do "cotovelo de tenista". São exercícios que se concentram nos membros superiores e, através de movimentos das articulações dos ombros, dos cotovelos, dos pulsos, das palmas e dos dedos, permitem o relaxamento dos tecidos moles dos ombros e dos cotovelos e a eliminação das aderências das bainhas dos tendões dos pulsos e das mãos. Com isso, lubrificam as articulações dessas regiões, reduzem gradualmente a inflamação asséptica e melhoram a irrigação sangüínea dos tecidos moles dos membros superiores e o equilíbrio das funções nervosas e circulatórias.

(1) Tenossinovite: é uma inflamação asséptica dos tendões e das bainhas dos tendões, causada por má circulação do Qi e obstrução do sangue. Geralmente é encontrada em pessoas que realizam um mesmo movimento repetitivo no trabalho, mais em mulheres do que em homens e mais em idosos do que em jovens. A inflamação das bainhas dos tendões do pulso e dos dedos tem como causa direta o esforço excessivo ou repetido por longo período de tempo, produzindo uma lesão nessas regiões. O vento, o frio, a umidade, as seqüelas de lesões externas que geram obstrução do Qi e do sangue, ocasionando a "não nutrição dos tendões pelo sangue", também têm relação direta com a formação de um quadro de tenossinovite. A constante movimentação de rotação do pulso, ou o movimento de abrir e fechar os dedos da mão, faz com que as bainhas dos tendões sofra o atrito constante dos tendões dos músculos extensores e flexores da mão. Se esse estímulo mecânico e a lesão persistirem por mais tempo, começam a surgir edemas que gradualmente liberam o líquido acumulado e provocam o espessamento da membrana que recobre a bainha dos tendões, tornando-a cada vez mais estreita, impedindo o movimento dos tendões e provocando dor.

O início do quadro de tenossinovite é lento. Aos poucos, torna-se mais grave e comumente afeta as regiões dos processos estilóides do rádio e da ulna, do pulso, das palmas das mãos e dos dedos. A tenossinovite nos estilóides do rádio e da ulna e no pulso apresenta dor local, que pode irradiar-se para o braço e as mãos e que se agrava com o movimento de abdução e rotação do polegar. Apresenta também muita sensibilidade à pressão localizada, nodosidade e falta de força. Quando a tenossinovite acomete os tendões flexores dos dedos, percebe-se a obstrução dos movimentos de abrir e fechar os dedos: o paciente só consegue estender ou flexionar os dedos até certo ponto e, daí em diante, o movimento exige muita força. Pode-se até ouvir um estalo, razão pela qual são chamados de "dedos estalantes" ou "dedos em gatilho".

(2) Cotovelo de tenista: é também chamado de inflamação no epicôndilo externo do úmero. Sua causa, além de uma lesão aguda na região, é a lesão causada pelo esforço repetitivo e contínuo de flexão e extensão do braço e de rotação do antebraço, o que ocasiona a lesão da bainha dos tendões e da fibra muscular dos tendões da parte externa do cotovelo. Isso provoca pequenas hemorragias, aderências e inflamação asséptica. Tem como principais sintomas a dor localizada na região externa do cotovelo, a falta de força no braço, a obstrução dos movimentos de rotação do antebraço e do pulso e a dificuldade para erguer objetos e realizar movimentos tais como torcer um pano e varrer, devido à falta de força e à sensação de dor que irradia para o braço e o antebraço. Na maioria dos casos, os pacientes apresentam histórico recente de excesso de esforço da região do braço e do pulso. Por ser uma doença que se forma devido à realização continuada de movimentos semelhantes ao do jogo de tênis, ficou comumente conhecida como "cotovelo de tenista".

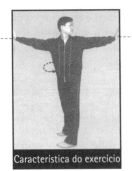

Característica do exercício

2ª série, exercício 7: *Empurrar para os quatro lados*

Os requisitos para a correta execução deste exercício são: ao empurrar com as palmas, manter o tronco ereto, os braços alinhados e perpendiculares à linha central do corpo, as palmas levantadas com os polegares afastados. A atuação terapêutica deste exercício é: exercitar os grupos de músculos e a função motora das articulações dos membros superiores e, principalmente, lubrificar os tendões do pulso que passam dentro do túnel do carpo. Os erros mais freqüentes na execução do exercício são: não manter as palmas levantadas, inclinar o tronco etc.

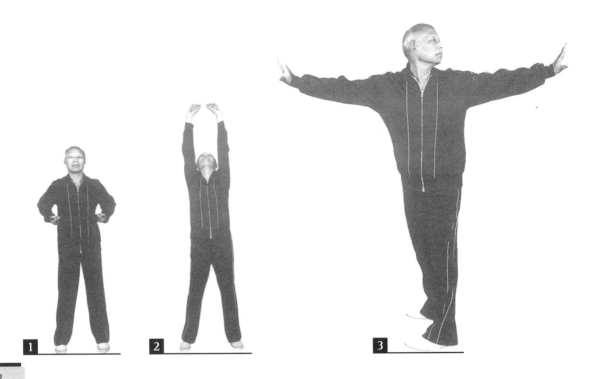

Postura de preparação: Pés separados na largura dos ombros e punhos cerrados colocados na altura do quadril. [FOTO 1]

Movimento:
(1) Abrir os punhos formando a postura das palmas levantadas (dedos unidos e polegar afastado da mão), empurrar para cima (olhar para cima). [FOTO 2]
(2) Retornar à posição inicial.
(3) Empurrar para os lados, girando o tronco 90° para a esquerda e olhar para trás. [FOTO 3]
(4) Retornar à posição inicial.
(5) Repetir o movimento (3), mas para o lado oposto. [FOTO 4]
(6) Voltar à posição inicial.
(7) Empurrar para os lados sem girar o tronco. [FOTO 5]
(8) Retornar à posição inicial.

Número de repetições: Realizar 1~2 ciclos das oito contagens ou 2~4 ciclos das oito contagens do movimento.

Percepção sensorial do Qi: Sensação de intumescimento ácido no pescoço, nos ombros, na cintura, nos cotovelos, nos pulsos e nos dedos.

Indicação terapêutica: Cotovelo de tenista e tenossinovite no pulso e nos dedos.

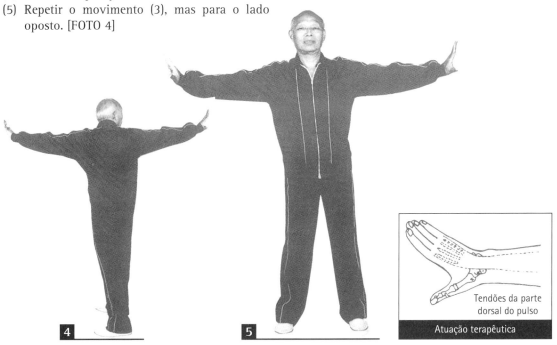

Tendões da parte dorsal do pulso

Atuação terapêutica

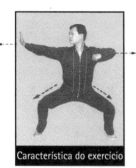

Característica do exercício

2ª série, exercício 8: *Esticar o arco e atirar a flecha*

Os requisitos para a correta execução deste exercício são: realizar corretamente a postura de "montar a cavalo", mantendo o tronco ereto. Os braços que realizam o movimento de esticar o arco devem estar alinhados na mesma altura e a mão que se projeta com o braço estendido deve estar ereta. Depois de esticar o arco, as mãos empurram para trás e, para isso, a articulação dos cotovelos deve estar esticada e os dedos apontados para a face posterior externa da coxa. Este movimento utiliza uma antiga postura das artes marciais, "esticar o arco e atirar a flecha", para exercitar alternadamente a flexão e extensão da articulação do cotovelo, permitindo que os tendões do pulso e dos dedos possam se movimentar mais livremente, ativando a lubrificação do fluido sinovial. Os erros mais freqüentes na execução deste exercício são: não manter os braços alinhados, postura das pernas muito estreita, projetar o quadril para trás, inclinar o tronco para a frente etc.

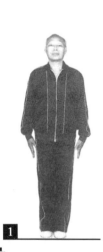
1

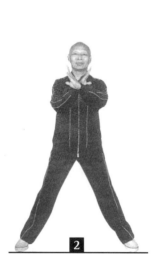
2

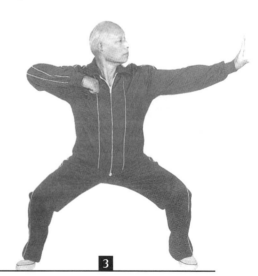
3

Postura de preparação: Corpo ereto e pés unidos. [FOTO 1]

Movimento:
(1) O pé esquerdo abre um passo para o lado, na largura de um ombro e meio. Os braços se cruzam na frente do peito e as mãos ficam com as palmas levantadas (mão esquerda por fora e direita por dentro separadas 30 cm do peito). [FOTO 2]
(2) Flexionar os joelhos, formando a postura de "montar a cavalo". As mãos se recolhem para perto do tronco com os punhos cerrados. A mão esquerda se projeta pela linha lateral esquerda do corpo com a palma ereta (olhar para a esquerda), o braço direito alinha-se ao esquerdo com o cotovelo flexionado (punho cerrado, centro da palma voltado para baixo). [FOTO 3]
(3) Com as palmas abertas e voltadas para baixo, empurrar com as duas mãos para baixo, mantendo as pernas estendidas. [FOTO 4]
(4) Retornar à posição inicial.
(5) a (8) Repetir as etapas (1) a (4), mas do lado oposto.

Número de repetições: Realizar 1~2 ciclos das oito contagens ou 2~4 ciclos das oito contagens do movimento.

Percepção sensorial do Qi: Sensação de intumescimento ácido no antebraço, no pulso, nos dedos e nas pernas.

Indicação terapêutica: Cotovelo de tenista e tenossinovite na mão e nos dedos.

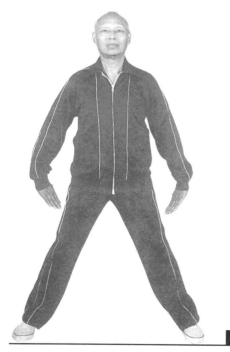

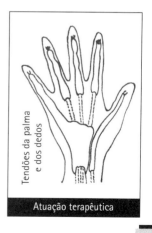

Tendões da palma e dos dedos

Atuação terapêutica

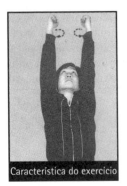

Característica do exercício

2ª série, exercício 9: *Erguer os braços e girar os punhos*

Os requisitos para a correta execução deste exercício são: ao girar os pulsos e separar os braços, manter os braços retos e, ao descer os braços pelo lado do corpo, descrever um círculo com a maior amplitude possível para trás. No segundo ciclo de oito contagens, as mãos se fecham em punhos cerrados e flexionam-se os pulsos e os braços que descem pela frente do corpo até ficarem estendidos, com os punhos empurrando para baixo. Este movimento foi desenvolvido a partir da manobra de Tui-ná de lubrificar as articulações e sua atuação terapêutica é: realizar os movimentos de rotação do pulso e do cotovelo, melhorando a lubrificação dos tendões e bainhas dos tendões das regiões do epicôndilo externo do úmero, estilóide do rádio e do ulna. Portanto, produz bons resultados na prevenção e tratamento do cotovelo de tenista e das tenossinovites. Os erros mais freqüentes na execução deste exercício são: não manter os braços retos ao elevá-los sobre a cabeça e descê-los pela lateral do corpo.

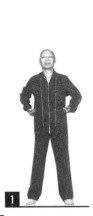
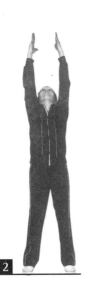
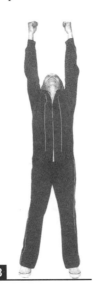
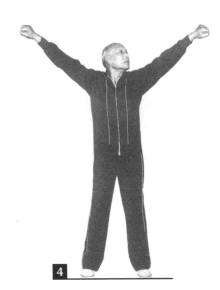

Postura de preparação: Pés separados na largura dos ombros e punhos cerrados colocados na altura do quadril. [FOTO 1]

Movimento:
(1) Abrir as mãos e elevá-las pela frente do corpo com as palmas voltadas uma para a outra, levantar a cabeça e olhar para cima. [FOTO 2]
(2) Cerrar os punhos e girar os pulsos de forma que o centro da palma esteja voltado para fora. Os braços descem pela lateral do corpo, descrevendo um círculo para trás até retornarem à posição inicial. O olhar acompanha a mão esquerda. [FOTOS 3 e 4]. Realizar um ciclo de oito contagens alternando o olhar que acompanha o movimento descendente do punho.
(3) As mãos se abrem e os braços se estendem para baixo, com as palmas voltadas para fora. Os braços se elevam pela lateral do corpo, descrevendo um círculo ascendente para trás, até o limite. As palmas se voltam uma para a outra, com a cabeça levantada olhando para cima e o olhar acompanhando a subida da mão esquerda. [FOTOS 5 e 2]
(4) Os punhos se fecham e giram para dentro, flexionando os pulsos (com os dorsos das mãos voltados um para o outro). Flexionar os braços e descê-los pela frente do corpo até ficarem estendidos. Flexionar os pulsos e descrever um círculo para dentro, retornando depois à posição inicial. [FOTOS 6, 7 e 8]. Realizar um ciclo das oito contagens do movimento, alternando o olhar que acompanha o movimento ascendente de cada mão.

Número de repetições: Realizar 1~2 ciclos das oito contagens ou 2~4 ciclos das oito contagens do movimento.

Percepção sensorial do Qi: Sensação de intumescimento ácido no pescoço, nos ombros, nos braços, nos cotovelos e nos pulsos.

Indicação terapêutica: Cotovelo de tenista, tenossinovite no estilóide do rádio e ulna, dores nas costas e na cintura.

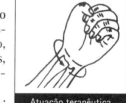
Atuação terapêutica

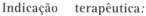

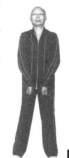

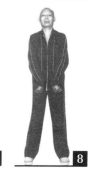

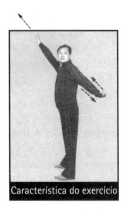

Característica do exercício

2ª série, exercício 10: *Esticar a palma e a mão de gancho*

Os requisitos para a correta execução deste exercício são: um braço empurra para a frente e para cima, enquanto o outro empurra para baixo e para trás. Os braços devem estar alinhados, os ombros relaxados, o braço de trás com o punho cerrado e o da frente com o pulso flexionado. A atuação terapêutica deste exercício é: exercitar as funções motoras dos tendões dos ombros, dos cotovelos, dos pulsos, das palmas e dos dedos. Os erros mais freqüentes na execução deste exercício são: inclinar o tronco, arquear os ombros, não flexionar o pulso da mão que se projeta para trás, não manter as costas eretas etc.

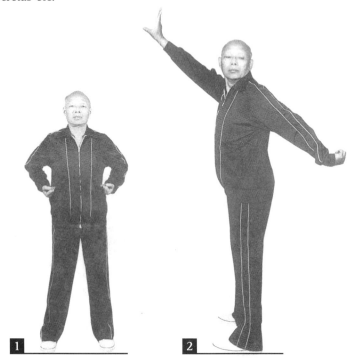

Postura de preparação: Pés separados na largura dos ombros e punhos cerrados na altura do quadril. [FOTO 1]

Movimento:
(1) Abrir a mão direita e empurrá-la diagonalmente para a frente e para cima, com a palma ereta. Ao mesmo tempo, empurrar o punho esquerdo para trás, com o pulso flexionado, olhando na direção do punho esquerdo. [FOTOS 2 e 3]
(2) Voltar à posição inicial.
(3) e (4) Repetir as etapas (1) e (2), mas do lado oposto. [FOTO 4]

Número de repetições: Realizar 1~2 ciclos das oito contagens ou 2~4 ciclos das oito contagens do movimento.

Percepção sensorial do Qi: Sensação de intumescimento ácido no pescoço, nos ombros, nos braços, nos cotovelos, nos pulsos e nos dedos.

Indicação terapêutica: Cotovelo de tenista, tenossinovite no estilóide do rádio e da ulna, dores nas costas e na cintura.

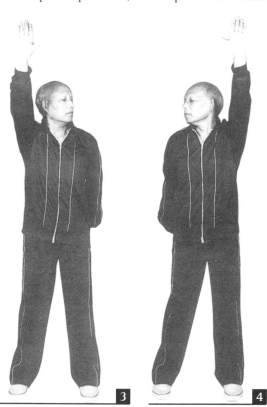

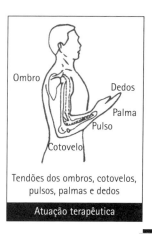

Tendões dos ombros, cotovelos, pulsos, palmas e dedos

Atuação terapêutica

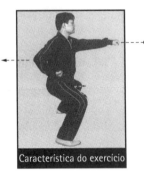
Característica do exercício

2ª série, exercício 11: *Projetar o punho*

Os requisitos para a correta execução deste exercício são: manter a postura correta de "montar a cavalo", imprimir vigor ao projetar o punho para a frente e o cotovelo para trás, manter o tronco ereto e não se inclinar para a frente, para trás ou para os lados. Este é um dos exercícios básicos das artes marciais chinesas que, além de exercitar o tônus muscular das pernas, utiliza os movimentos de cerrar o punho e projetá-lo para a frente enquanto o cotovelo do outro braço é projetado para trás com Nei Jing (força interna). Com isso, aumenta o tônus dos grupos musculares dos membros superiores, tais como os músculos bíceps braquial, tríceps braquial, bráquio-radial e extensor radial longo do carpo. Os erros mais freqüentes na execução deste exercício são: abertura das pernas muito estreita, falta de vigor ao projetar o punho, inclinação do tronco para a frente etc.

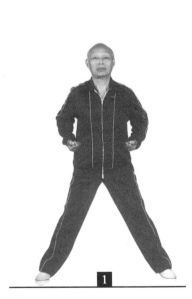
1

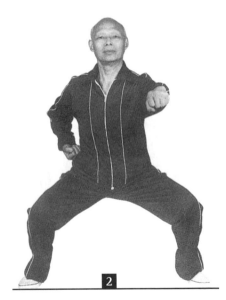
2

Postura de preparação: Pés separados na largura de um ombro e meio. Punhos cerrados colocados na altura do quadril. [FOTO 1]

Movimento:
(1) Flexionar os joelhos, formando a postura de "montar a cavalo". O punho esquerdo se projeta para a frente (centro da palma voltado para baixo) e o cotovelo direito aponta para trás. [FOTO 2]
(2) A mão esquerda se abre e gira, virando a palma para cima, e volta à posição inicial com o punho cerrado. [FOTO 3]
(3) e (4) Repetir as etapas (1) e (2), mas com o punho direito se projetando para a frente. [FOTO 4]

Número de repetições: Realizar 1~2 ciclos das oito contagens ou 2~4 ciclos das oito contagens do movimento.

Percepção sensorial do Qi: Sensação de intumescimento ácido nos braços, nos cotovelos, nos pulsos e nas pernas.

Indicação terapêutica: Cotovelo de tenista, tenossinovite no pulso e nos dedos, dores nos ombros, na cintura e nas pernas.

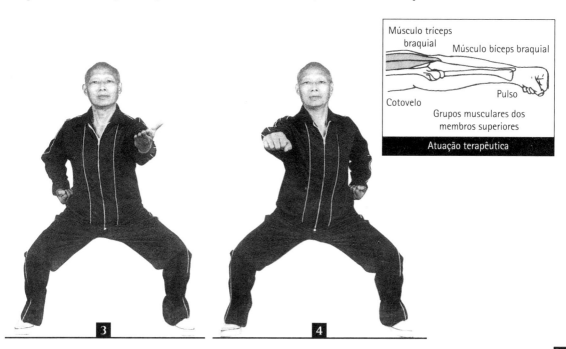

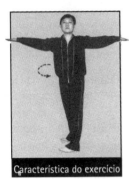

Característica do exercício

2ª série, exercício 12: *Soltar os braços e girar a cintura*

Os requisitos para a correta execução deste exercício são: como a coluna é o eixo da rotação do tronco, essa rotação é a força que conduz o movimento dos braços, os quais se mantêm alinhados, girando de um lado para o outro, e você deve soltá-los cada vez mais pelo efeito da força centrífuga. O movimento deve ser lento e contínuo. A amplitude da rotação da cintura deve ser a maior possível, sempre mantendo o tronco ereto. A atuação terapêutica deste exercício é: por meio do movimento de "balançar" os braços, produz-se o relaxamento dos grupos musculares e ligamentos da cintura e dos membros superiores, suavizam-se as aderências dos tendões, permitindo a circulação do Qi e do sangue pelos meridianos, o que elimina ou previne doenças. Os erros mais freqüentes na execução deste exercício são: não relaxar os ombros e os braços, arquear os ombros, impulsionar o movimento com os braços e não com a coluna, não manter o tronco ereto etc.

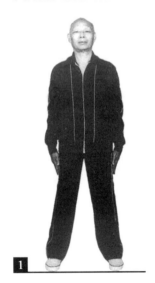

1

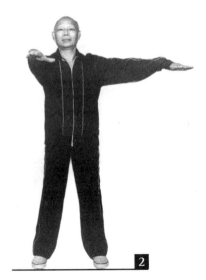

2

Postura de preparação: Pés separados na largura dos ombros. [FOTO 1]

Movimento:

(1) Levantar o braço direito na frente do corpo e o esquerdo na linha lateral até a altura dos ombros. Girar a cintura para a esquerda, conduzindo os braços para que ambos girem para a esquerda até a mão direita tocar o ombro com o espaço entre o polegar e o indicador. Encostar a mão esquerda na região lombar, olhando para trás por cima do ombro esquerdo. [FOTOS 2, 3 e 4]

(2) Repetir a etapa (1), mas para o lado oposto. [FOTO 5]

Número de repetições: Realizar 1~2 ciclos das oito contagens ou 2~4 ciclos das oito contagens do movimento.

Percepção sensorial do Qi: Sensação de intumescimento ácido e relaxamento no pescoço, nos ombros, nos braços, nos cotovelos, nos pulsos e na cintura.

Indicação terapêutica: "Ombros congelados", cotovelo de tenista e dores no pescoço, nos ombros, na cintura e nas costas.

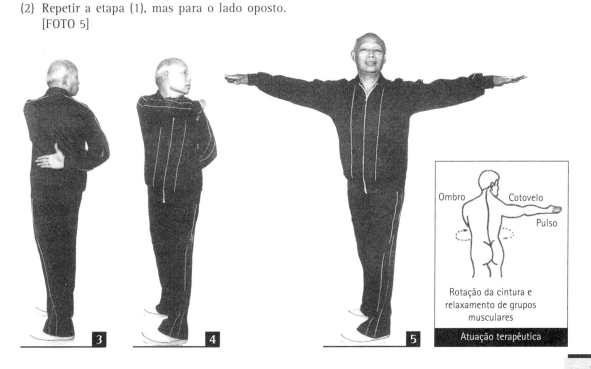

第三套 防治内脏器官功能紊乱的练功法

3ª série: Exercícios para prevenção e tratamento de desordens funcionais dos órgãos internos

Esta série de exercícios foi especialmente desenvolvida para prevenir e tratar hipertensão arterial, doenças coronárias, distúrbios funcionais do trato gastrointestinal e *stress*. Ela se baseia nos pontos dos meridianos de acupuntura e em movimentos do tronco e dos membros. Por meio da automassagem ou da movimentação das articulações das extremidades e do tronco, promove o reequilíbrio das funções dos órgãos internos e revitaliza a circulação do Qi e do sangue pelo corpo, fortalecendo o sistema nervoso central e os órgãos internos e promovendo um efeito certo no sentido de tratar e prevenir doenças do coração, do fígado, do baço, dos pulmões, dos rins, do estômago e dos intestinos.

Na cavidade torácica e abdominal do ser humano, localizam-se o coração, os pulmões, o baço, o fígado, os rins, o estômago e os intestinos. Cada um desses órgãos tem sua função: o coração, circulatória; os pulmões, respiratória; o estômago, o fígado e os intestinos têm a função digestiva; os rins, a função de eliminação etc.

Há várias causas diferentes para as patologias que se manifestam nos órgãos internos e é possível perceber diversos tipos de manifestações de desordens funcionais que produzem os seus sintomas próprios.

(1) Hipertensão arterial: na maioria dos casos, é primária (devido à hiperatividade do sistema nervoso simpático), e em poucos casos secundária (conseqüência de problemas renais ou endócrinos). É mais encontrada em pessoas com mais de 40 anos, obesas ou de constituição física grande e imponente. A pessoa hipertensa sente a região da nuca enrijecida, tonturas, dor de cabeça, visão turva, palpitações, dispnéia, adormecimento dos membros superiores; num estágio mais avançado, pode causar arteriosclerose coronariana e das artérias do cérebro.

(2) Doenças coronárias: são causadas por esclerose das artérias coronárias, que impede a boa irrigação sangüínea do coração. Manifesta-se como uma sensação de desconforto no tórax, palpitação, sensação de pressão no peito, dispnéia etc., podendo ocorrer angina pectoris.

(3) Desordens funcionais do trato gastrointestinal: são doenças de natureza funcional que se manifestam geralmente como sensação de inchaço do abdômen, eructação, falta de apetite, indigestão, diarréia, constipação etc.

(4) *Stress*: manifesta-se como desordens funcionais de vários sistemas diferentes. Os sintomas mais comuns são: tontura, dor de cabeça, visão turva, zumbidos no ouvido, insônia, amnésia, neurastenia, ansiedade, palpitação, dispnéia, fadiga etc.

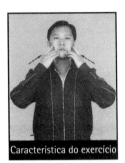

Característica do exercício

3ª série, exercício 13: *Massagear o rosto e o ponto Sedação*

Os requisitos para a correta execução deste exercício são: massagear vigorosamente a localização correta dos pontos, manter a concentração mental procurando fazer o Qi circular pelo corpo. Este exercício pode ser separado em duas partes: a primeira é a massagem da cabeça e do rosto; a segunda é massagear o ponto de Sedação. A atuação terapêutica deste exercício é: por meio da massagem na cabeça, no rosto e nos pontos relacionados na mão, desobstruir os meridianos e reequilibrar o Qi e o sangue. Os efeitos produzidos são: atenuar a dor, acalmar a mente, desobstruir os ouvidos e clarear a visão. Os erros mais freqüentes na execução deste exercício são: não massagear o ponto em sua localização correta etc.

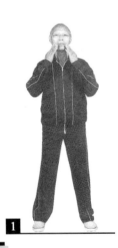
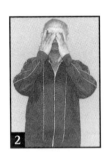
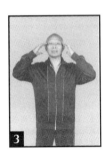
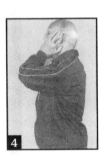
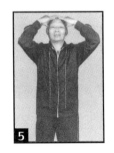
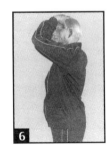
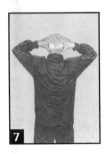

Postura de preparação: Pés separados na largura dos ombros.

A primeira parte do exercício (massagem na cabeça e no rosto) divide-se em duas etapas.

Movimentos da primeira etapa:

(1) Os dedos médios de ambas as mãos pressionam os pontos "Di-Cang", deslizam até o ponto "Ying-Xiang" e depois até o ponto "Bi-Tong", chegando até o ponto "Jing-Ming". [FOTOS 1 e 2]

(2) Massagear quatro vezes o ponto "Jing-Ming", deslizar os dedos passando pelos pontos "Zan-Zhu" e "Yin-Tang", e deslizar os dedos indicador, médio e anular pelo ponto "Yang-Bai" até o ponto "Tai-Yang". [FOTO 3]

(3) Massagear quatro vezes o ponto "Tai-Yang".

(4) Encostar as palmas na lateral do rosto e massagear com os dedos médios os pontos "Er-Men", deslizando até "Ting-Gong" e "Ting-Hui" e chegando ao ponto "Jia-Ce". [FOTO 4]

Movimentos da segunda etapa:

(5) Os dedos médios passam novamente pelo ponto "Di-Cang", subindo para os pontos "Ying-Xiang", "Bi-Tong", "Jing-Ming", "Zan-Zhu" e "Yin-Tang", até o ponto "Fa-Ji". Deslizar os quatro dedos unidos pelos pontos "Shang-Xing" até o ponto "Bai-Hui", enquanto o polegar parte do ponto "Tai-Yang" e desliza pelo ponto "Shuai-Gu" até o ponto "Feng-Chi". [FOTOS 5, 6 e 7]

(6) Massagear quatro vezes o ponto "Feng-Chi".

(7) Descer os quatro dedos até se unirem ao polegar e, partindo do ponto "Feng-Chi", trazê-los para a frente até as orelhas, que são dobradas para a frente para chegar até o ponto "Jiang-Ya-Gou". [FOTOS 8 e 9]

(8) Massagear quatro vezes o ponto "Jiang-Ya-Gou".

Segunda parte: massagear o ponto "Sedação".

Movimento:

(1) Das etapas (1) a (4), colocar a mão esquerda com a palma voltada para o abdômen e, com o polegar da mão direita, massagear transversalmente o ponto "Suei-Mian-Xue". Conservar os olhos fechados e a ponta da língua tocando o céu da boca. Massagear uma vez a cada contagem. [FOTO 10]

(2) Repetir as etapas (5) a (8), mas trocando a mão.

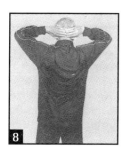 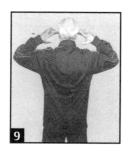 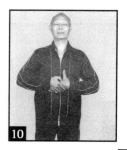

Número de repetições: Realizar 1~2 ciclos das oito contagens ou 2~4 ciclos das oito contagens do movimento de cada uma das partes do movimento.

Percepção sensorial do Qi: Sensação de aquecimento e relaxamento local durante a massagem na cabeça e no rosto. Sensação de dor e expansão local na massagem do ponto "Suei-Mian-Xue".

Indicação terapêutica: Depressão, insônia, tontura, palpitações, salivação, lacrimação etc.

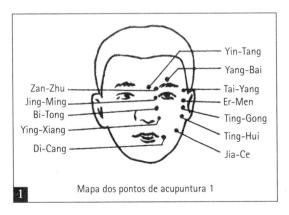

Mapa dos pontos de acupuntura 1

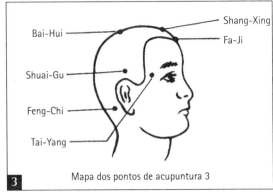

Mapa dos pontos de acupuntura 3

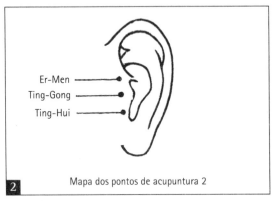

Mapa dos pontos de acupuntura 2

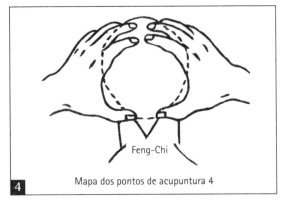

Mapa dos pontos de acupuntura 4

(1) Di-Cang: tratamento de paralisia facial e salivação.
(2) Ying-Xiang: tratamento de nariz entupido, gripe e paralisia facial
(3) Bi-Tong: tratamento de nariz entupido, coriza, rinite.
(4) Jing-Ming: tratamento de dor nos olhos, miopia, cegueira noturna.
(5) Zan-Zhu: tratamento de dor de cabeça, visão turva, dor nos olhos, paralisia facial.
(6) Yin-Tang: tratamento de dor de cabeça, vertigem, doenças do nariz, sensação de cabeça "inchada".
(7) Yang-Bai: tratamento de nevralgia do trigêmeo, cegueira noturna, doenças dos olhos.
(8) Tai-Yang: tratamento de dor de cabeça, sensação de cabeça "inchada", paralisia facial.
(9) Er-Men, Ting-Gong, Ting-Hui: tratamento de zumbidos no ouvido, surdez.
(10) Jia-Ce: tratamento de paralisia facial, dor de dente, bruxismo.
(11) Fa-Ji, Shang-Xing: tratamento de dor de cabeça, nariz entupido.
(12) Bai-Hui: tratamento de apoplexia, dor de cabeça, vertigem.
(13) Feng-Chi: tratamento de dor de cabeça, vertigem, gripe, hipertensão arterial.
(14) Shuai-Gu: tratamento de enxaqueca e sensação de cabeça "inchada".
(15) Jiang-Ya-Gou: tratamento de hipertensão arterial.
(16) Suei-Mian-Xue: tratamento de insônia, sono agitado, depressão.

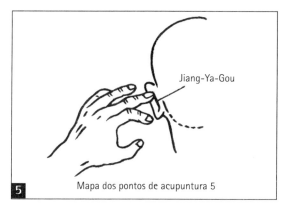

Mapa dos pontos de acupuntura 5

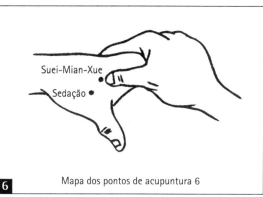

Mapa dos pontos de acupuntura 6

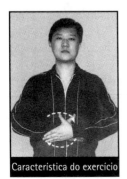
Característica do exercício

3ª série, exercício 14: *Massagear o peito e o abdômen*

Os requisitos para a correta execução deste exercício são: durante a massagem, conservar as mãos firmemente coladas ao peito e ao abdômen, olhar para a frente, manter a concentração mental e a musculatura relaxada. Os principais pontos massageados neste exercício são "Zhong-Wan", "Qi-Hai", "Guan-Yuan" etc., no meridiano Ren (vaso-concepção), que é considerado o "oceano dos meridianos Yin" do corpo. Isto é, todos os meridianos Yin do corpo podem ser estimulados a partir da massagem na região do peito e do abdômen, melhorando as funções do fígado, do baço, dos rins, do estômago, dos intestinos, da vesícula biliar e de todos os outros órgãos e vísceras. Com isso, promove-se o equilíbrio do baço e do estômago, a desintoxicação do fígado e a nutrição dos rins. Os erros mais freqüentes na execução deste exercício são: não localizar de maneira correta os pontos, não ter suficiente "Nei-Jing" (força-interna) ou usar força excessiva na massagem, não sincronizar a respiração ao movimento, inclinar o tronco etc.

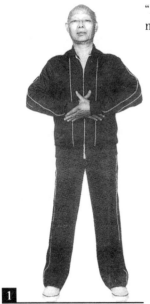
1

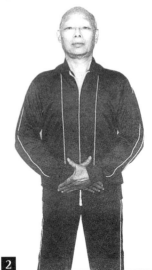
2

Postura de preparação: Pés separados na largura dos ombros, mãos cruzadas sobre o abdômen (mão esquerda acima, pressionando o dorso da mão direita). [FOTO 1]

Movimento:
(1) Realizar movimentos circulares de pequena amplitude no sentido horário por quatro vezes. Levar as mãos até a base da costela do lado esquerdo, descer até o baixo-ventre e depois subir até a base da costela do lado direito, chegando até a parte superior do abdômen (epigástrio). Realizar quatro círculos grandes na região do abdômen. [FOTO 2]

Depois realizar círculos no sentido oposto, começando com círculos grandes seguidos de círculos pequenos, quatro vezes cada.

Número de repetições: Realizar 1~2 ciclos das oito contagens ou 2~4 ciclos das oito contagens do movimento. Primeiro realizar 1~2 ciclos no sentido horário, seguidos de 1~2 ciclos no sentido anti-horário.

Percepção sensorial do Qi: Sensação de aquecimento no abdômen e expansão do peito. Pode provocar eructação e flatulência.

Indicação terapêutica: Desordens funcionais dos intestinos e do estômago, falta de apetite, diarréia crônica, dor de estômago, constipação, cólicas menstruais.

(1) Zhong-Wan: tratamento de dor de estômago, má digestão, constipação.
(2) Qi-Hai: tratamento de dor abdominal, inchaço abdominal, constipação, dismenorréia.
(3) Guan-Yuan: tratamento de dor abdominal, inchaço abdominal, constipação, dismenorréia.

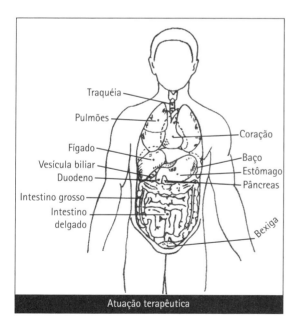

Atuação terapêutica

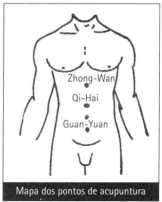

Mapa dos pontos de acupuntura

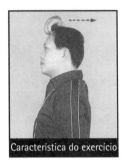
Característica do exercício

3ª série, exercício 15: *Pentear o cabelo girando a cintura*

Os requisitos para a correta execução deste exercício são: os quatro dedos que "penteiam" a cabeça devem estar firmemente colados ao couro cabeludo; o movimento deve ser lento e contínuo, equilibrado mas vigoroso e com a respiração natural. A atuação terapêutica deste exercício é: por meio da massagem do couro cabeludo, estimula os pontos e os meridianos ali localizados, promovendo uma melhor circulação do Qi e do sangue pelo corpo e, com isso, relaxando e clareando a mente. Os erros mais freqüentes na execução deste exercício são: massagem sem vigor suficiente, movimento descontínuo, falta de sincronia entre o movimento e a respiração, não localizar corretamente os pontos a serem massageados etc.

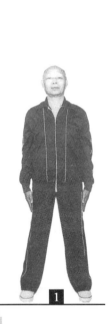
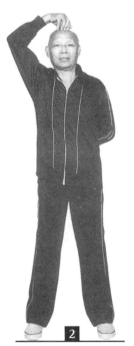
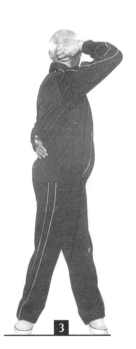
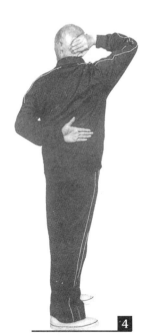

Postura de preparação: Pés separados na largura dos ombros. [FOTO 1]

Movimento:

(1) Os quatro dedos (indicador, médio, anular e mínimo) pressionam firmemente o couro cabeludo a partir do alto da testa, no ponto Fa-Ji. Seguindo a linha central da cabeça no meridiano Du (vaso governador), "pentear" o cabelo até chegar à região da nuca. Ao mesmo tempo, o braço esquerdo é flexionado, encostando o pulso na região da cintura. [FOTO 2]

(2) Girar a cintura 90° para a esquerda e massagear transversalmente com os dedos o ponto "Feng-Chi" por quatro vezes (olhar para trás). [FOTOS 3 e 4]

(3) Os dedos deslizam do ponto "Feng-Chi" até o ponto "Shuai-Gu", que é massageado quatro vezes com o dedo médio. Ao mesmo tempo, girar a cintura para a posição inicial. [FOTOS 5 e 6]

(4) Deslizar o dedo até o ponto "Tai-Yang" e massageá-lo por quatro vezes. Retornar à posição inicial. [FOTOS 7 e 8]

(5) a (8) Repetir as etapas (1) a (4), mas do lado oposto.

Número de repetições: Realizar 1~2 ciclos das oito contagens ou 2~4 ciclos das oito contagens do movimento.

Percepção sensorial do Qi: Sensação de aquecimento e relaxamento na cabeça.

Indicação terapêutica: Tontura, dor de cabeça, sensação de cabeça cheia, obscurecimento da visão, insônia, hipertensão arterial, fraqueza mental etc.

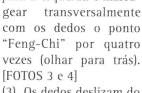
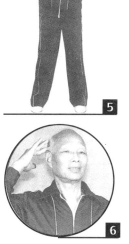
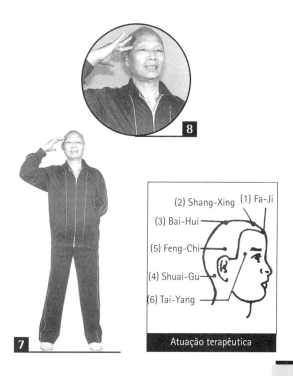

3ª série, exercício 16: *Levantar a palma e o joelho oposto*

Os requisitos para a correta execução deste exercício são: ao realizar os movimentos de empurrar com a palma para cima e para baixo, ambos os braços devem estar retos, ao levantar o joelho, o tronco deve se manter ereto; levantar o joelho até a altura correta e manter o equilíbrio da base. Este exercício de treino de pernas é um dos exercícios tradicionais da arte marcial chinesa. Para os iniciantes é mais difícil manter o equilíbrio da base. As pessoas de mais idade, principalmente, talvez tenham dificuldade em realizar este exercício. Mas basta perseverar que, com a melhora do tônus muscular e o fortalecimento geral do corpo, pode-se chegar a realizar o movimento de maneira correta. A atuação terapêutica deste exercício é: alongar os músculos do peito e do abdômen, aumentar a amplitude da movimentação do diafragma, regular a digestão no estômago e nos intestinos, melhorar as funções do coração e dos pulmões, melhorar a circulação do Qi e do sangue e equilibrar o triplo aquecedor, que são os efeitos de uma massagem na região. Os erros mais freqüentes na execução deste exercício são: não imprimir vigor suficiente no movimento de empurrar as palmas para cima e para baixo, não manter os braços retos neste movimento, não sincronizar os movimentos das mãos com as pernas etc.

Característica do exercício

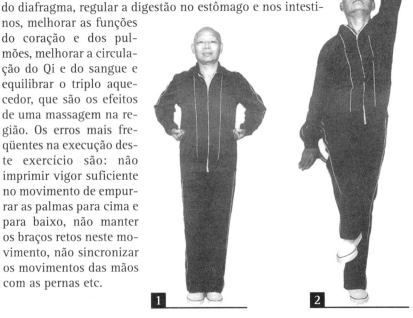

Postura de preparação: Pés unidos, punhos cerrados colocados na altura da cintura. [FOTO 1]

Movimento:
(1) O punho esquerdo se abre e a palma empurra para cima (polegar afastado da mão, olhar para cima). O punho direito se abre e a palma empurra para baixo (polegar afastado da mão). Ao mesmo tempo, levantar o joelho direito 90°. [FOTO 2]
(2) Voltar à posição inicial.
(3) e (4) Repetir as etapas (1) e (2), mas com o lado oposto. [FOTO 3]

Número de repetições: Realizar 1~2 ciclos das oito contagens ou 2~4 ciclos das oito contagens do movimento.

Percepção sensorial do Qi: Sensação de intumescimento ácido no pescoço, nos ombros, na cintura, nos braços, nas nádegas e nas pernas. Sensação de relaxamento no peito e no abdômen.

Indicação terapêutica: Dor na musculatura da cintura e das pernas, falta de apetite, dor e sensação de inchaço na região abdominal, diarréia, debilidade do baço e do estômago, má digestão etc.

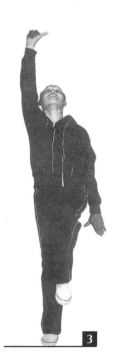

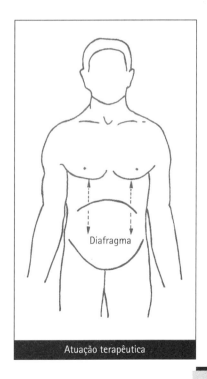

Atuação terapêutica

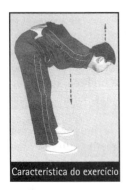

Característica do exercício

3ª série, exercício 17: *Girar o tronco e inclinar para a frente e para trás*

Os requisitos para a correta execução deste exercício são: ao girar a cintura, não mover os pés e não inclinar o tronco para os lados; ao inclinar para a frente e para trás, manter as pernas retas; o movimento de rotação e flexão do tronco deve ser lento, contínuo, de grande amplitude, com a respiração natural e equilibrada. A atuação terapêutica deste exercício é: por meio dos movimentos de girar a cintura e inclinar o tronco, exercita a musculatura do abdômen e da região lombar, regula o baço e o estômago, fortalece os rins e a região lombar. Os erros mais freqüentes na execução deste exercício são: não manter as pernas retas, inclinar o tronco para os lados, não realizar os movimentos de rotação e flexão do tronco com amplitude suficiente etc.

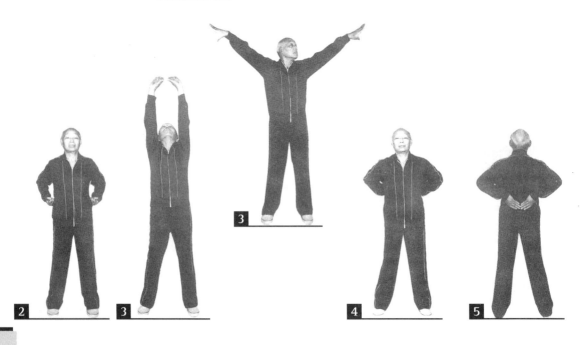

Postura de preparação: Pés separados na largura dos ombros, punhos cerrados colocados na altura do quadril. [FOTO 1]

Movimento:
(1) Os punhos se abrem e as palmas empurram para cima (polegares abertos com os vãos entre polegar e palma voltados um para o outro). [FOTO 2]
(2) Os braços descem pela linha lateral posterior do corpo até as mãos se posicionarem pressionando a região lombar (polegares apontados para a frente). Olhar para a mão esquerda quando esta estiver descendo pela lateral do corpo. [FOTOS 3, 4 e 5]
(3) Girar a cintura para a esquerda (olhar para trás pelo lado esquerdo). [FOTO 6]
(4) Girar a cintura para a direita (olhar para trás pelo lado direito). [FOTO 7]
(5) Girar a cintura de volta à posição inicial. [FOTO 4]
(6) Inclinar o tronco para a frente (levantando a cabeça). [FOTO 8]
(7) Inclinar o tronco para trás. [FOTO 9]
(8) Voltar à posição inicial.

Número de repetições: Realizar 1~2 ciclos das oito contagens ou 2~4 ciclos das oito contagens do movimento.

Percepção sensorial do Qi: Sensação de intumescimento ácido no pescoço, nos ombros, na cintura e nas pernas.

Indicação terapêutica: Dores lombares e nas costas, fraqueza e debilidade dos rins, fadiga, tontura, obscurecimento da vista, zumbidos no ouvido etc.

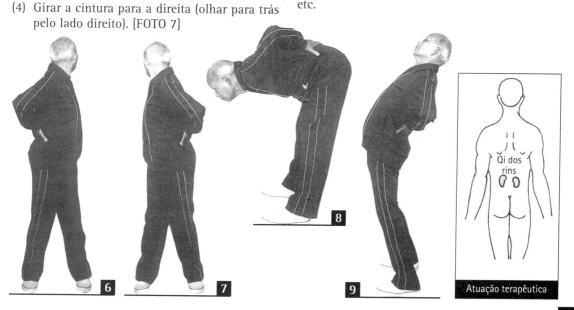

139

3ª série, exercício 18: *Esticar os braços, levantando simultaneamente os calcanhares*

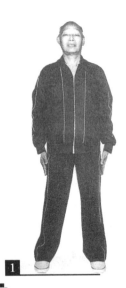

Característica do exercício

Os requisitos para a correta realização deste exercício são: realizar o movimento de cruzar as mãos e elevá-las na frente do corpo de forma lenta mas firme, manter os braços retos ao mesmo tempo que levanta os calcanhares, conservar a respiração lenta, natural e equilibrada. A atuação terapêutica deste exercício é: por meio do movimento de abrir os braços, expandir o peito e levantar os calcanhares, melhora as funções do coração e dos pulmões e elimina a fadiga e o cansaço. Os erros mais freqüentes na execução deste exercício são: ao elevar os braços até o limite mantê-los muito separados (o ângulo ideal deveria ser de 35° entre a linha central do corpo e o braço); não sincronizar a respiração com o movimento de união e separação dos braços; não levantar os calcanhares quando os braços se elevam, realizar o movimento muito rápido ou forçosamente etc.

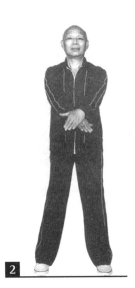
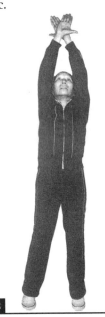

Postura de preparação: Pés separados na largura dos ombros. [FOTO 1]

Movimento:
(1) As mãos, com as palmas abertas, se cruzam na frente do corpo e se elevam (mão esquerda para fora). Abrir os braços, levantar os calcanhares e a cabeça. Inspirar. [FOTOS 2, 3, 4 e 5]
(2) As mãos se cruzam e descem pela frente do corpo. Abaixar os calcanhares, retornar à posição inicial, expirar.
(3) e (4) Repetir as etapas (1) e (2), mas com a mão direita para fora.

Número de repetições: Realizar 1~2 ciclos das oito contagens ou 2~4 ciclos das oito contagens do movimento.
Percepção sensorial do Qi: Sensação de relaxamento no peito e no resto do corpo.
Indicação terapêutica: Dispnéia, pressão no peito, bronquite, doenças do sistema respiratório e circulatório, má digestão etc.

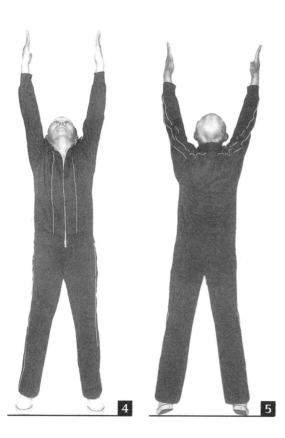

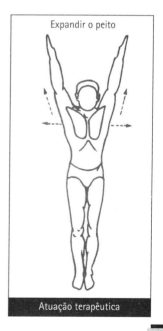

Expandir o peito

Atuação terapêutica

141

Apêndice
Experiência clínica e observações iniciais de pesquisas com o uso preventivo e terapêutico do Lian Gong em 18 terapias

1. Resultados de observações em experiências clínicas

Primeiro grupo: 71 casos de dores no pescoço, nos ombros, na cintura e nas pernas, que foram tratados principalmente com aplicação de Tui-ná nas regiões doloridas, com uma sessão a cada dois dias. Nos casos mais graves, ministraram-se compostos fitoterápicos de uso externo ou interno (como comprimidos de San-Qi). Considerando-se o período de duas semanas como um ciclo de tratamento, os resultados obtidos após dois a quatro ciclos de tratamento foram os seguintes.

Parâmetros para medição dos resultados

Reversão completa do quadro clínico:
(1) Eliminação completa da dor espontânea.
(2) Correção de deformidades.
(3) Recuperação da função motora.
(4) Recuperação da capacidade física anterior.

Melhora expressiva:
(1) Eliminação completa da dor espontânea.
(2) Recuperação parcial da função motora.
(3) Recuperação parcial da capacidade física anterior.

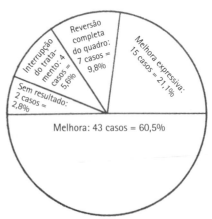

Dos 71 casos observados, 91,4% apresentaram algum tipo de melhora.

Melhora:
(1) Redução da dor espontânea.
(2) Melhora da função motora.
(3) Capacitação para atividades leves.

Sem resultado:
Sem alteração do quadro clínico, mantendo os sintomas depois de ministrado o tratamento.

Segundo grupo: 217 casos de dores no pescoço, nos ombros, na cintura e nas pernas, que foram tratados com Tui-ná nas regiões doloridas, com uma sessão a cada dois dias e orientação aos pacientes para realizarem em casa, duas vezes por dia e durante meia hora, o Lian Gong em 18 terapias. Tendo duas semanas como um ciclo de tratamento, os resultados obtidos com dois a quatro ciclos de tratamento foram os seguintes.

cada sessão. Foram feitos novos exames clínicos dois a quatro meses após o início do tratamento.

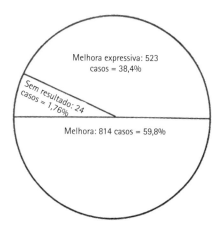

Dos 1.361 casos observados, 98,2% apresentaram algum tipo de melhora.

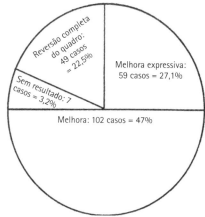

Dos 217 casos observados, 96,6% apresentaram algum tipo de melhora.

Terceiro grupo: 1.361 casos com dores no pescoço, nos ombros, na cintura e nas pernas, em pessoas que participam dos treinos de Lian Gong em 18 terapias em dez centros de orientação na Praça do Povo, Wai Tan e Ginásio de Jing An, em Shangai. Essas pessoas foram tratadas exclusivamente com treino de Lian Gong, duas vezes ao dia, meia hora

2. Resultado de observações de pesquisas com eletromiografia

Metodologia da experiência: em ambiente fechado e mantido na temperatura de 20° C, utilizou-se EMG em que os pólos foram colocados a uma distância de 2 cm de cada lado da coluna vertebral do paciente e conectados ao miógrafo. Obtiveram-se os seguintes registros fotográficos das amostras eletromiográficas dos músculos.

Primeiro grupo: 54 casos de síndromes doloridas no pescoço, na região lombar e nas pernas e 2 casos de pessoas saudáveis manifestaram os seguintes resultados na medição.

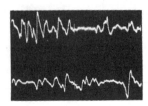

Todos os 54 casos de pacientes com síndromes doloridas no pescoço, nos ombros, na região lombar e nas pernas apresentaram diferentes níveis de tensão muscular. [FOTO 1]

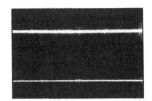

Os 2 casos de pessoas saudáveis apresentaram ausência de tensão muscular. [FOTO 2]

Segundo grupo: 27 casos de síndromes doloridas na região lombar e nas pernas, com exame comparativo da aplicação de massagem nos pontos "Wei-Zhong" e "Huang-Tiao".

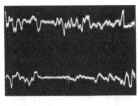

Antes da aplicação da massagem. [FOTO 1]

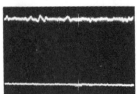

Depois da aplicação da massagem. [FOTO 2]

Dos 27 casos analisados, 19 apresentaram eliminação ou redução expressiva do nível de tensão muscular; 5 apresentaram redução pouco expressiva; e 3 apresentaram alteração. Isso mostra que a aplicação do Tui-ná nas regiões doloridas é um tratamento eficiente para eliminar as contraturas e para relaxar os tecidos moles.

Terceiro grupo: 4 casos de pacientes com síndromes doloridas na região lombar e nas pernas, e manifestando tensão muscular na eletromiografia; o novo exame foi realizado logo após a prática do Lian Gong em 18 terapias. Resultado: o miograma apresentou diferentes níveis de redução da tensão ou de sua eliminação.

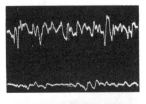

Antes da prática do Lian Gong em 18 terapias. [FOTO 1]

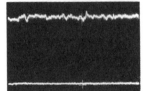

Depois da prática do Lian Gong em 18 terapias. [FOTO 2]

Conclusão: o Lian Gong em 18 terapias é um tratamento eficiente para eliminar contraturas musculares e promover o relaxamento dos tecidos moles.